アイバランス

この穴にヒモやゴムなどを通して
耳にかけて下さい

切り離してお使い下さい
詳細は本文 47 ページ

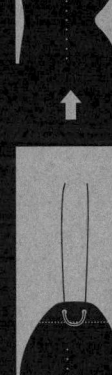

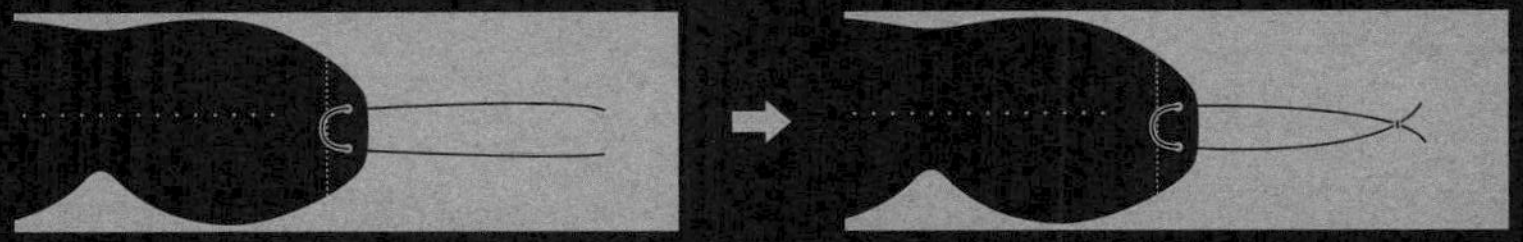

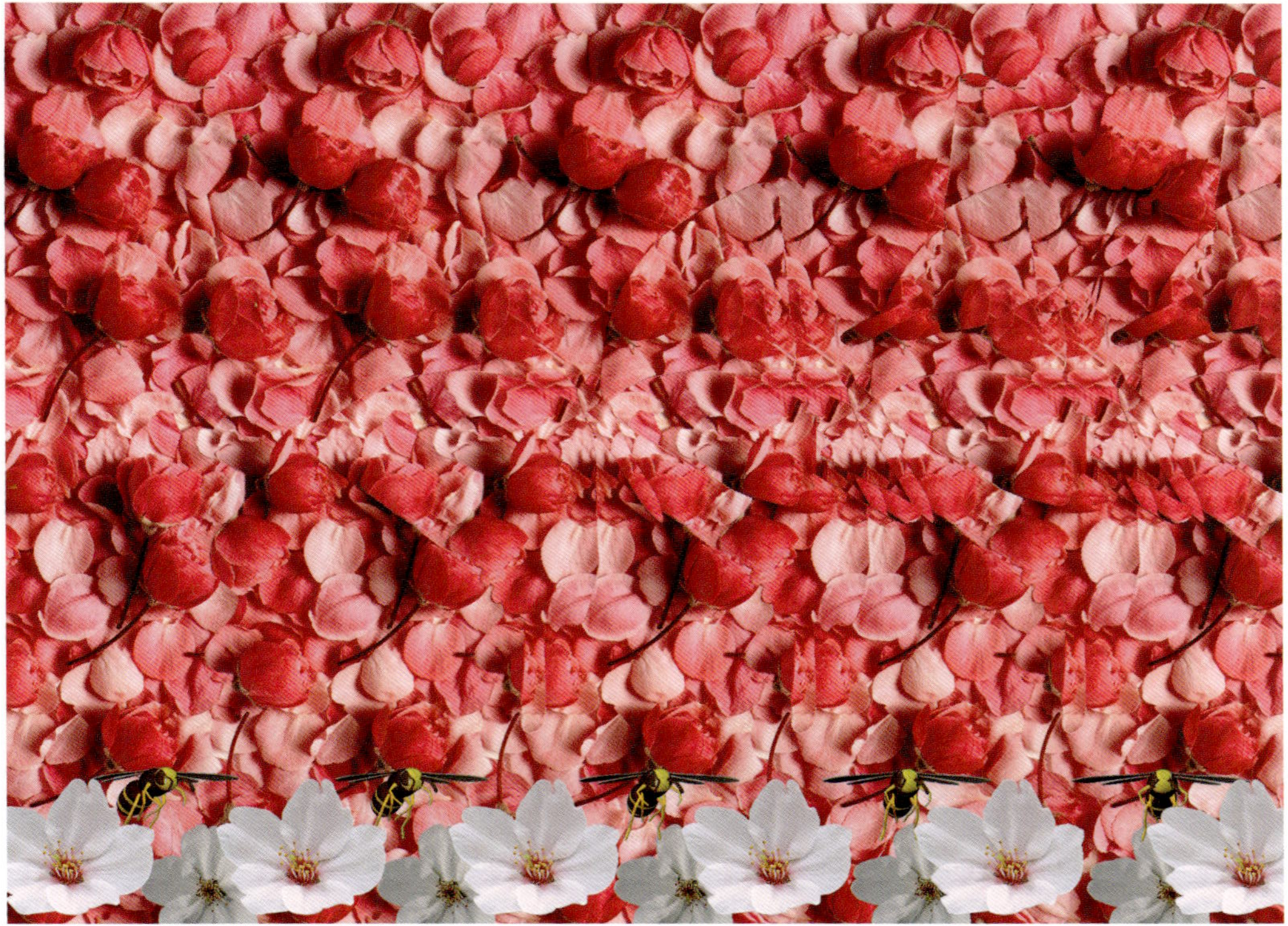

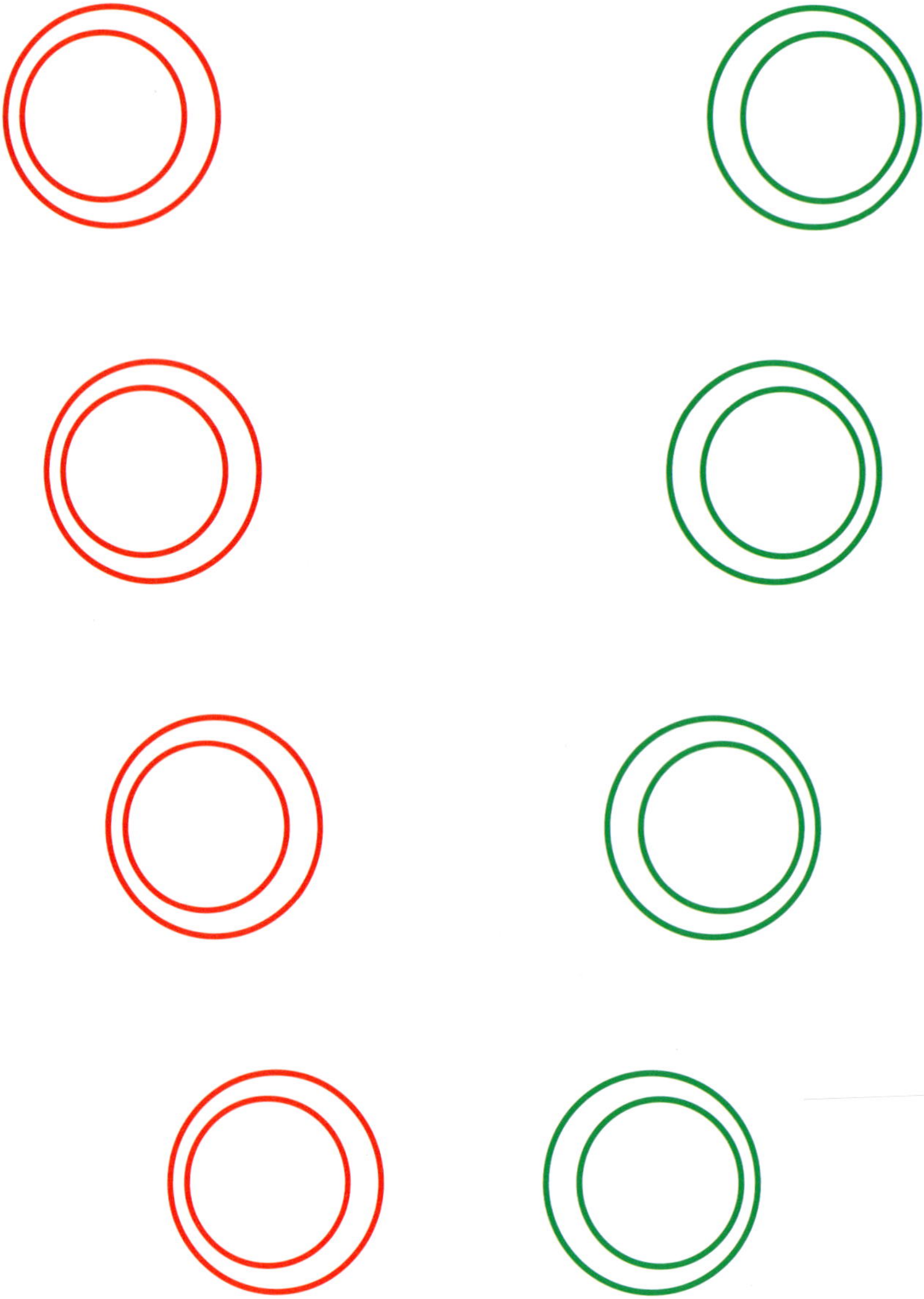

視力もぐんぐんよくなる勉強術

―見るだけで成績が上がる―

目と脳のスイッチをオンにする
40のフィットネス

中川和宏

ビジョン・フィットネスセンター
集中力塾 所長

SOGO HOREI PUBLISHING CO., LTD

まえがき　最初の一歩

勉強ができる・できないは「見る力」の良し悪しで決まります。決して、頭の良し悪しで決まるものではありません。

4ページ「見ることから勉強が始まる」の「あまり～」からの3行の文章を、目のよい人は目が疲れた時に、目の悪い人はメガネ・コンタクトを外してサラッと見てください。ぼんやり見ると、内容が頭に入りにくかったはずです。

今度は、「見ることから勉強が始まる」の「なるべく～」からの4行の文章を目のよい人は目が疲れていない時に、目の悪い人はメガネやコンタクトをして、何かよいことが書いてあるのかなと好奇心を持ち意欲的に見てください。

ハッキリ見えると目が楽だし内容もラクラク頭に入ったはずです。記憶力・集中力・想像力が期せずして働き始めたのです。

勉強力は「見る力」で決まります。「見る力」が悪いとどんな勉強法を試みても、また、どれだけたくさん勉強しても効果は出ません。勉強の最初の一歩は、「見る力」から始まります。

見ることから勉強が始まる

あまり勉強しないでください。たくさん勉強すると頭が悪くなります。何でも使い過ぎると疲労してサビます。特に、ものを見る目と脳は酸素消費量が多いのでサビが早く来るのです。

なるべく勉強しない方が成績はアップします。長時間勉強すればするほど、目と脳は疲れ果てて、見たものが脳に入らなくなり、脳もものを見たくなくなります。短時間で集中して勉強した方が、目も脳もよい状態が保てます。

食べ過ぎると胃腸が疲れて眠くなるように、見過ぎると目と脳が疲れて眠くなります。「腹八分に医者いらず」のことわざは、目にも当てはまります。

見ることから勉強が始まります。では、一体、見るとはどういうことなのでしょう?

目があるからものが見えるのではありません。何かを見ようと思って見るから見えてくるのです。人はあるがままにものを見るのではなく、見るがままにものを見ているのです。見たいようにしかものを見ていないのです。これがものを見る時の本質です。その時、目がよくても目が疲れていたり目が悪かったら、見ようにも見えてきません。

さて、勉強について言えば、常に新しいものを学びます。学ぶ好奇心や喜びが勉強の意欲を引き出します。勉強する意欲がものを見せてくれるのです。「これは一体どういうことなのだ」「そうか　こういうことだったのだ!」このキャッチボールが勉強することであり、その中にこそ人の成長があるのです。

このキャッチボールができないと勉強にはなりません。

勉強が〝勉強〟になっていない人が実に多いと思います。目が悪かったり、目がよくても疲れていたりして「見る力」が低下すると、勉強しようにもできなくなります。メガネやコンタクト・近視手術やオルソケラトロジー・目薬などしてもムダな努力です。単なる対処にすぎません。勉強力が再生することはありません。ますます、目と脳が疲れます。勉強や仕事の成績や成果が思うように上がらないはずです。目と脳の「見る力」を再生し地力をアップするしか手はないのです。

本を読んでも、内容が理解しにくいし頭に残らないので、頭が悪いと思っている人が多いようです。頭が悪いのではなく、目が悪くなり頭が働かなくなったのです。目は脳の入り口であると同時に出口でもあります。入り口と出口がふさがれると、脳は働かなくなります。目は脳の中心的存在です。案外、多くの人が気づいていない事実です。

「脳」の字を頭に浮かべてみましょう。じっと見ているうちに、何か、感じられませんか?「へん」に該当する月はニクヅキですから体を現わします。「つくり」は一般的に本質的意味を表します。ツは髪の毛でしょう。凶は脳及び顔の輪郭の中心にメがあることを表します。

すなわち、脳の中心は目であるということに気づきませんか? 目は脳の中心に位置するものだということです。

情報社会が勉強力を低下させる

今、なぜ、視力もぐんぐんよくなる勉強術（ビジョン・ラーニング）が必要なのでしょうか? それは、情報社会が現代人の勉強力を低下させるからです。

最近、勉強しなければいけないのにやる気が起きない・続かない人が増えています。
情報社会が勉強力を低下させているのです。気づいてください！
情報社会が勉強力を低下させるこれだけの理由があります。

1. 目と脳の酷使で視力が低下し目の使い方も悪く、目と脳のスイッチがＯＦＦになった（目と脳のスイッチＯＦＦ）
2. パソコン・スマホ・携帯を至近距離で見ると片目で見るようになり、視野は狭くなり頭の中で考えがまとまりにくくなった（目と脳のバランス低下）
3. 長時間椅子に座って一点をじっと見続ける仕事・勉強をすることで、目と脳や全身の血流障害・目と脳の運動不足になった（目と脳の血流障害）
4. 便利なメガネ・コンタクト・近視手術・オルソケラトロジーが、ますます、目と脳を疲れさせ、目と脳をダメにする（目と脳の自立心低下）
5. 情報という名の人の考えを採用することで自分で考えることがなくなった（考える力低下）
6. 検索機能の充実でものを覚えなくてもよくなった（記憶力低下）

7. いつも間断なく情報がパソコン・スマホ・携帯に入るので集中が続かない（集中力低下）
8. 直接映像が目に飛び込んでくるようになり想像力が働かなくなった（想像力低下）
9. テレビなどの情報がお笑い・グルメ・クイズなどに偏っているため、脳に入る情報の質が低下した（情報の質の低下）

情報社会を生き抜く勉強法が視力もぐんぐんよくなる勉強術（ビジョン・ラーニング）です。

勉強は、勉強をする前に勝負はついている

勉強は、勉強をする前に勝負がついています。〝〇〇勉強法〟の本を買い、いろいろな勉強法を試してもよい結果が出ないのはそのためです。勉強する以前の目と脳のスイッチをＯＮにすることを攻略することが、よい結果を出す近道なのです。

勉強は、見ることから始まります。勉強は、目で見て脳で考えて答えを出します。従って、目が「見る力」と、脳が「見る力」がレベル以下だと、いくら勉強をしてもよい結果が出ません。勉強法を駆使し、たくさん勉強したからと言ってよい結果が出るわけではないのです。現実は、その反対のケースが圧倒的に多いのです。やればやるほど勉強がいやになり悪い結果が出ます（努力逆転）。

努力逆転の罠にはまり込んで、勉強してもよい結果が出ない・やる気がわかなくなった（モチベーションが下がった）・勉強が続かなくなった（集中力低下）などの相談がたくさんあります。

赤ん坊は、目と脳の発達に合わせて、楽しみながら遊びの中で自然に複雑な日本語をラクラク勉強します。その後、興味が拡がれば漢字検定を受けたり、ほかの国の言葉であるTOEICを受けたりして、視野を拡げ人間として成長します。勉強により人間は成長します。自分の都合で勉強嫌いになることは、自ら人間としての成長を止めることになります。

大人になると、この勉強の原点を忘れ、無理やり苦しみながら勉強に取り組むようになります。原点を思い出し、初心に戻る必要があるのではないでしょうか。

目が悪いと勉強なんかできるものではない
見る力がやる気を引き出す

最近、パイロットに合格した人達との祝勝会をしました。民間の航空会社・航空大学校・自衛隊のパイロットなど子どもの頃からの夢を実現した若者たちと過ごす楽しいひと時でした。「夢を『見る力』がやる気を引出し夢を実現した！」という感想です。

パイロットになりたい人だけではなく、資格を取りたい人、学校の成績を上げて望みの学校に入りたい人、仕事の成果を上げたい人、MBAを取りたい人など多くの人がいらっしゃいます。みな、共通項は、目と脳を活性化して誰もが成績を上げることができる勉強術を身につけることです。

勉強は、「やる気」がなければできるものではありません。そして、目が疲れ果て、また、目が悪くなりものが見えなくなるとやる気はわかなくなります。

勉強は、夢や目標などやりたいことを実現するためにするものです。会社の上司や学校の先生が言うからイヤイヤやる勉強は、全て〝ムダ勉強〟です。

私のところに、こんなメールが来ました。

「仕事や将来の夢のために勉強しているのですが、視力が悪化していくことが心配です……。視力がよくなることを切に望んでいます。」

（25歳　女性T・Kさん神奈川県在住　視力両目とも0・1以下）

この女性は賢い！　仕事や将来の夢のために勉強をするというように、勉強の意味をしっかり把握されています。そして、目が疲れて視力が悪いと勉強ができないことにも気づいていらっしゃいます。

勉強力を身につける時、彼女のような考え方がとても重要になります。

「見る力」を再生して、目と脳のスイッチをONにし勉強ができるようになる方法があります。

それは、この本を読み進んでいくうちに、見るだけで、ビジョン瞑想を通じて視力を再生し、目のスイッチがONになり目の働きがよくなると、目が見る力が再生する。

目が見る力が再生すると脳のスイッチがＯＮになり、脳が見る力の記憶力・集中力・想像力が再生する。脳の見る力が活性化すると潜在意識が活用できるようになる。潜在意識が活用できるようになると、勉強ができるようになり夢や目標が実現できるのです。

目・〈ビジョン〉＝視力再生・目の働き再生（アウタービジョン）

↓

脳・〈ブレイン〉＝記憶力・集中力・想像力再生（インナービジョン）

↓

心・〈マインド〉＝潜在意識が活発化する

↓

体（行動）・〈ボディ〉＝勉強ができるようになる・夢や目標の実現

※瞑想とは、「見つめて　考えて　気づく」ことですから、「見る力」そのものです。物事の中心を見つけ深く考えることです。やり方は、意識を何かに集中したり、心を自由に遊ばせてその動きに気づくことです。物事の中心と周辺を意識・無意識に

見ることです。

この本は、見るにしたがって勉強ができるようになっています。では、スタートしましょう。

目次

まえがき　最初の一歩

見ることから勉強が始まる　4
情報社会が勉強力を低下させる　6
勉強は、勉強をする前に勝負はついている　8
目が悪いと勉強なんかできるものではない　見る力がやる気を引き出す　10

本書の読み方　22

序章　記憶しないと勉強は始まらない

記憶しないと勉強は始まらない　記憶力が落ちた現代人　28
見る力が脳を目覚めさせ記憶再生する　29
メガネ・コンタクト・近視手術をして見たものは記憶になりづらい　33

光は目で消化され脳に吸収される　34
自信につながる可能性を学び取る勉強術　35
目は脳と心をやる気にさせる火付け役　37
目が脳のスイッチをＯＮにする勉強術　38

第1章　なるべく勉強しない勉強術の魔法〈マジカル・ビジョンラーニング〉

勉強ができるかできないかはすぐわかる　42
まず即効で成績を上げる　44
アイバランスをつけて勉強する　目と脳の疲労をゼロにする　46
立ち勉強術＆逆立ち（脳の血流をよくする）　60
《ビジョン瞑想フィットネス１：逆立ち瞑想》　63
朝早く起きて勉強する（目と脳の疲れゼロの状態で勉強する）　65
《ビジョン瞑想フィットネス２：太陽エネルギー吸収瞑想》　68

第2章　目の「見る力」（視力・目の働き）を鍛え勉強する技術

視力が弱い人は視力再生、近くが見えない人は近見視力再生で勉強はできるようになる！　72
《ビジョン瞑想フィットネス3：視力測定瞑想》　74
目の運動能力をよくする！　目の体力アップで本が読める・内容が素早く理解できる　76
《ビジョン瞑想フィットネス4：ピント合わせの限界を拡げる瞑想》　77
《ビジョン瞑想フィットネス5：∞（無限大）瞑想》　82
《ビジョン瞑想フィットネス6：柱瞑想》　84
《ビジョン瞑想フィットネス7：色ミックス瞑想》　86
《ビジョン瞑想フィットネス8：片目寄せ目瞑想》　86
《ビジョン瞑想フィットネス9：まばたきピント瞑想》　89
《ビジョン瞑想フィットネス10：動く文字にピントを合わせる瞑想》　89
［面白コラム］　92
《ビジョン瞑想フィットネス11：目の横歩き瞑想》　94
瞬間視再生で記憶力倍増　視力で記憶力再生・記憶術にもトライ　95
《ビジョン瞑想フィットネス12：トランプ瞑想》　97

《ビジョン瞑想フィットネス13：大自然瞑想》 99
《ビジョン瞑想フィットネス14：記憶力のストレッチ瞑想》 99
イメージ視力再生で記憶力再生 101
融像視再生で目と脳が合体！　スムーズに記憶できる 103
《ビジョン瞑想フィットネス15：融像正確瞑想》 105
《ビジョン瞑想フィットネス16：脳の融像瞑想》 106
深視力は想像力を使って記憶する時の助っ人であり、比較して記憶力を強化する手段 107
《ビジョン瞑想フィットネス17：距離当て瞑想①》 108
《ビジョン瞑想フィットネス18：距離当て瞑想②》 108
《ビジョン瞑想フィットネス19：距離当て瞑想③》 109
アイ（目）・ハンド（手）コーディネーションで勉強の運動神経を鍛える 109
《ビジョン瞑想フィットネス20：算数瞑想》 113
《ビジョン瞑想フィットネス21：八方向指示瞑想》 114
《ビジョン瞑想フィットネス22：運動瞑想》 114
周辺視野を拡げ考える力をアップする 118

《ビジョン瞑想フィットネス23：視野拡大バランス瞑想》 119
《ビジョン瞑想フィットネス24：なめらか視野拡大瞑想》 120

第3章　脳の「見る力」を鍛え勉強する技術

脳を使う技術①　脳はリラックス状態でフル回転 126
《ビジョン瞑想フィットネス25：常識をぶち破れ》 127
脳を使う技術②　あきらめないで脳を使う 127
《ビジョン瞑想フィットネス26：あきらめない》 129
脳を使う技術③　脳に一つだけ考えさせる 130
《ビジョン瞑想フィットネス27：一つだけ考える》 131
脳を使う技術④　脳は素敵なウソが大好き（脳は騙されやすい） 132
《ビジョン瞑想フィットネス28：素敵なウソをつく》 136
脳を使う技術⑤　脳の食べ物は夢や目標 136
《ビジョン瞑想フィットネス29：目標設定と優先順位づけ》 140

第4章 「見る力」で潜在意識を活性化し思い通りの結果を出す

勉強集中力編

集中すると感覚も思い通り 144
《ビジョン瞑想フィットネス30：集中体験（感覚は集中すると思い通りになる）》 145
集中状態に入るには、まず「できる思考」（できると思えばできる）から 145
《ビジョン瞑想フィットネス31：自己暗示》 147
集中力は不可能を可能にする力 148
《ビジョン瞑想フィットネス32：リラックス集中は強い》 149
瞬間集中と持続集中 150
《ビジョン瞑想フィットネス33：持続集中と瞬間集中》 151
勉強ができるように集中して、潜在意識を動かす 155
《ビジョン瞑想フィットネス34：潜在意識を動かす》 155
主観的集中力（比較してはいけない） 156
時間は、始まった時が始まった時、終わった時が終わった時（満足基準） 157
《ビジョン瞑想フィットネス35：1分は1分？》 158

勉強想像力編

潜在意識が活性化する、楽しく勉強する技術　159
《ビジョン瞑想フィットネス36：子どもの遊び心を取り戻す＝潜在意識の活性化》　161
前頭葉のイメージパワー　162
結果を先にイメージして受け取る　164
《ビジョン瞑想フィットネス37：いつでもどこでも繰り返す》　164
失敗のイメージを残さず成功につなげる（ピンチはチャンス、チャンスはピンチ）　165
《ビジョン瞑想フィットネス38：失敗を成功に変える瞑想》　166
《ビジョン瞑想フィットネス39：想像力レッスン》　167

勉強実践編

雑念を味方にする　169
《ビジョン瞑想フィットネス40：瞬間雑念ゼロ瞑想》　170

装丁　金澤浩二
3Dイラスト　Jorge3
図表・組版　横内俊彦
イラスト　土屋和泉

本書の読み方
〈目と脳のスイッチをONにする　見るだけ効果〉

この本では、章ごとに見るだけで目と脳のスイッチをONにする、しかけをしています。

【白黒反転】（はじめに）

一般には、白色の紙や画面に黒色の活字を使って文字を読みます。これを反転させ、黒色の紙や画面に白色の活字を使って文字を読んでいただきます。

目が疲れたり、目が悪くなりますと物がまぶしく見えます。白色の紙や画面に黒色の活字を使って文字を読むと、白色の面積が圧倒的に多いので、常にまぶしさを感じ続けることになるのです。疲れて当然です。

白黒反転した活字を見ますと、文字が浮き上がって見えやすく、目の疲れも半減されます。

その他、見ているだけで脳のバランスが回復していく効果もあります。

脳は色を補色関係でとらえています。例えば、白を見れば黒が、黒を見れば白が脳に強く印象づけられます。白を見続けていると白を見る力が疲れ、相対的に黒を見る力が強くなり、脳のバランスが崩れます。脳の疲れの原因です。白黒反転すれば、見るだけで、このバランスの崩れを回復できるのです。

白黒反転した状態を見ていますと、目が疲れにくいことを発見すると思います。時には、パソコンの画面も反転させ目の疲れを取り除き、脳のバランスも回復させてください。

【文字の大小の変化を持たせる】（序章）

文字に大小の変化を持たせると見ているだけで遠近法をすることになり、目のピント合わせの力がつき、脳のスイッチの切り替えにもなります。脳は、同じものを同じ調子で見ていると飽きてきます。変化が刺激となり脳がリフレッシュします。

また重要な言葉は大きな活字になっていますので、脳が読解力を高めたり、内容をまとめる際にも便利になっています。

【文字の濃淡でコントラストをつける】（第2章）

明るさや暗さに対する目と脳の反応を明暗順応と言います。コントラストに対する感度が高いと、暗くても文字が読めますし、明るくてもまぶしくありません。明暗順応は自律神経とも密接に関連しています。明るいと瞳孔は締まり、暗いと瞳孔は開きます。

濃淡をつけた文字を読むことで、目（明暗）と脳（自律神経）のバランスを回復します。

【渦巻き文字】（第3章）

文字を外側から内側に読んでいくことで、次第に意識が集中します。段々、内側に気持ちが集約されるからです。集中力を高めてくれます。

反対に、文字を内側から外側に読んでいくと、次第に意識は拡大していきます。閉じこもっていた気持ちが解放され視野の拡大にもなります。多くの情報が目に飛び込んでくるようになります。

いずれも、意識が集中と拡大をすることで、見ることから得られる内容の理解が深まっていきます。

【離れた文字】（第３章）

２行同じ文章が載っています。寄せ目をして2行を1行にまとめ、融像します。寄せ目をすることで、両目で見たものを脳で一つにまとめる練習になります。

【逆さ文字】（第４章）

文字を逆さにして文章を読みます。脳に、非日常性を体験させることができます。使ったことのない脳の部分を使わせることになります。脳は使っていない分野が圧倒的に多いので、脳の刺激にはもってこいです。あの天才、レオナルド・ダ・ビンチも逆さ文字を見たり書いたりしていたそうです。逆さ文字を読むことで、あなたも天才になりましょう。

序章　記憶しないと勉強は始まらない

記憶しないと勉強は始まらない　記憶力が落ちた現代人

勉強する時には、ともかく、**記憶**しなければ始まりません。記憶することがイヤだと何をやっても**前に進まない**のです。

情報社会での記憶力は、①目で見た情報を脳に伝える**記銘力**（きめいりょく）**（インプット力）**、②脳に伝えた情報をしっかり保つ**把持力**（はじりょく）**（キープ力）**、③それをもう一度思い出す**再生力（アウトプット力）**で成り立ちます。そして、記憶力は、①が上手くいくと②が上手くいき、③が上手くいく関係にあります。**①が最重要課題**なのです。

ところが、**現代人**はほとんどの人が目が悪くなり、あるいは、目がよくても目が疲れ果てていてキチンとものを見ていません。**①の力がダメになりました。記憶できなくなっています。**

よく、**「もの覚えが悪くて」**とか**「もの忘れが激しくて」**と言いますが、ここに、**大いなる勘違い**があります。みな、**「見れども見えず」状態ですから、初めからものを覚えてはいない**のです。記憶なんかしていません。**「もの覚えが悪い」**のではなく、**ものを覚えられない**のです。**情報が目と脳を素通りし**

ています。

したがって、**「もの忘れが激しい」と言うのも勘違いで、覚えられないのですから、忘れてもいない**のです。所詮、**見ているつもりで覚えている〝つもり〟**なだけです。そう思いませんか?

勉強するには、見る力を再生しレベルを上げ、知らないうちに低下した脳が見る力である記憶力・集中力・想像力を再生しトップレベルに上げる必要があります。前者**の目が見る力（視力・目の使い方・働き）をアウタービジョン、**後者の脳**が見る力（記憶力・集中力・想像力）をインナービジョン**と言います。**見る力を再生すれば、特別な勉強法をしなくても、自然に成績はアップします。**

見る力が脳を目覚めさせ記憶再生する

目がよい人でも、1日中パソコンとにらめっこして目と脳が疲れ果てた状態で、その後、自分の勉強ができるのでしょうか? 目が悪い人は、特に、記憶力・集中力・

想像力が低下した状態で勉強の成果が上がるのでしょうか？　はなはだ疑問です。

まず、視力を再生し記憶力を再生することから始めましょう。

《視力再生・記憶力再生瞑想》

まず、視力を測ります。

次に、目を閉じ、脳の中のスクリーンに視力表の輪がハッキリ見えることを〝想像〟します。ゆっくり目を開け、**〝集中〟して「見える」と考えてください。**

すると、**表の下の方が徐々になんとなく見えてくる**から不思議です。

潜在意識の中に眠りこけていて、使われなくなった昔のハッキリ見えた「記憶」が、再生されて見えてくるのです。くり返していくと、**ハッキリした視力が再生**します。

想像力を活用し、集中状態の中で見る力を発揮すると、潜在意識が働き始め記憶力（潜在視力）が再生するのです。

見る力が脳を目覚めさせ記憶再生させるのです。目覚めた脳力を活用すると、勉強ができるようになります。

視力表（3m用）

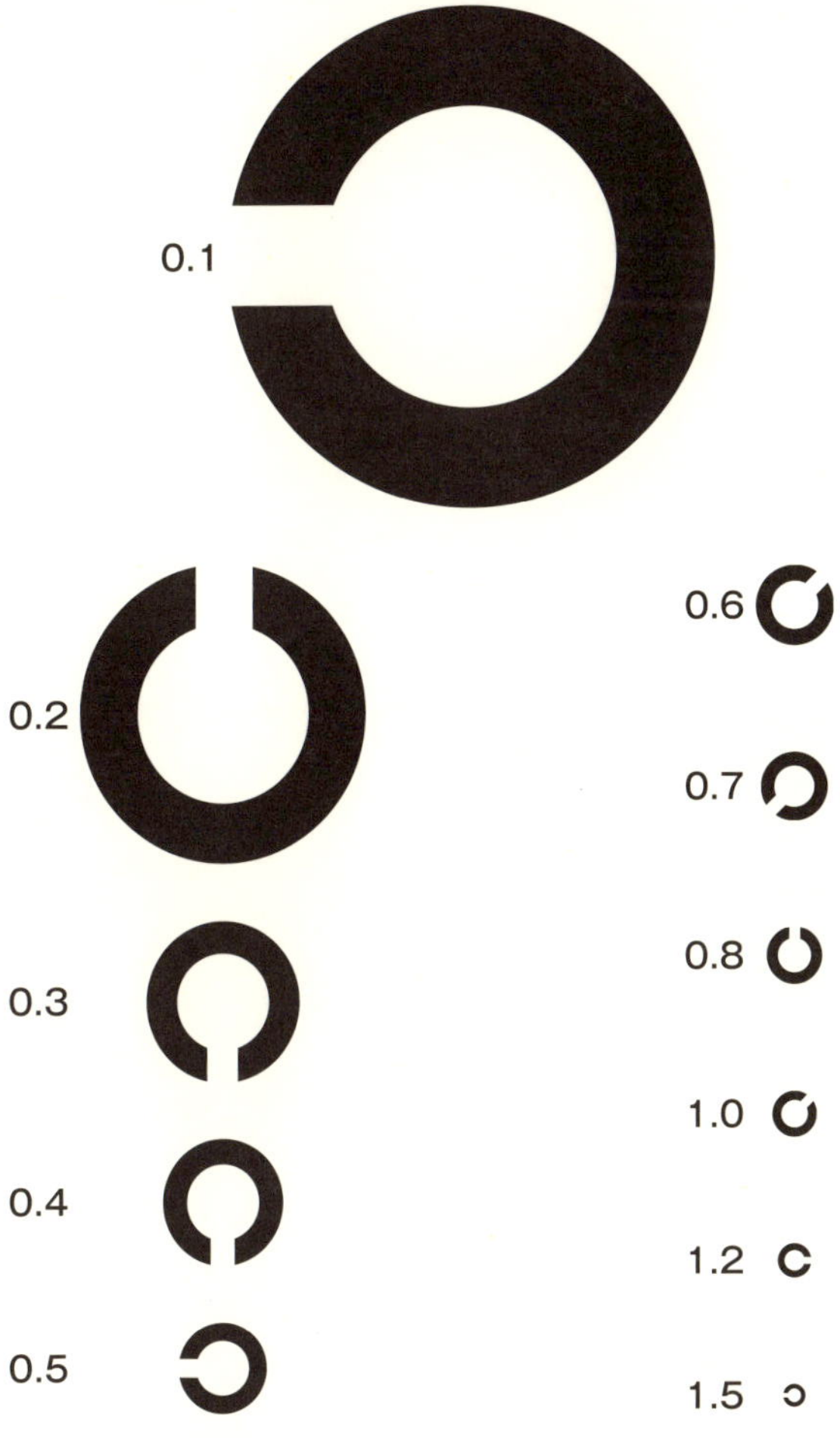
0.1
0.2
0.3
0.4
0.5
0.6
0.7
0.8
1.0
1.2
1.5

目は１秒間に４３０万ビット（約86万文字情報）を受け入れます。ただし、見えたと意識するのは１秒間に１００ビット（約20文字）です。この時、知らない間に、ほとんどの情報は潜在意識に記憶として入っていきます。この、知らない間に記憶された85万９９８０字の情報を見る力で記憶再生することが、勉強して成績を上げる時のコツです。自分でも気づかなかったビックリするような脳力が発揮できます。

ところが、この時、**視力がよくても目と脳が疲れ果てていたり、視力が悪くものが見えなかったらどうなるでしょうか？　多量のぼやけた情報**を受け入れても**記憶してくれません。**ただのゴミ情報です。**脳がゴミでいっぱいになります。**記憶として使えません。

目の疲れを感じたり目が悪くなってから、もの覚えが悪くなっていませんか？**脳がゴミ箱になっている可能性**があります。

メガネ・コンタクト・近視手術をして見たものは記憶になりづらい

メガネ・コンタクト・近視手術をして見たものも記憶になりづらいのです。なぜなら……。

目は、多量の血液を使って目の筋肉を動かしものを見ます。体が血液を使い筋肉を動かして運動するのと同じことです。その時、目の血液不足が起こったらどうなるでしょう。

視力が1・5だということは、例えば、15の血液でものを見ている状態です。これが、**0・1に視力低下した**としましょう。この場合、**1の血液でものを見ているということです。近視が血流障害**と言われるゆえんです。

1しか血液が目に来ない状態で1・5のメガネ・コンタクト・近視手術後の視力で見たらどうなるでしょう？　たちまちはよく見えるでしょう。ところが、**14の血液不足**が生じ、**血液の状態に合わせ、視力が0・1のメガネ・コンタクト・近視手術後の視力の状態に戻る**のです。**見え過ぎで疲れ**

るだけです。これが永遠に続き、**ますます、視力低下します。**

したがって、1・5のメガネ・コンタクト・近視手術後の状態でものを見ても1の血液で支えます。見ることは記憶することです。

つまり、**1の血液で見れば1の記憶力しかない**ということです。**ハッキリ見えたとしても、見たものが記憶にならないゴミ情報になるだけ**なのです。

光は目で消化され脳に吸収される

目から入った光エネルギーは、網膜にあるロドプシンで分解・再合成されて、電気エネルギーに変換され脳へ届けられます。**光は目で消化されて脳に吸収される**のです。それが、**電気信号となり神経を通じ全身に配られる**のです。目が悪くなると、光がまぶしく感じられます。これは、光が消化できなくなって、脳に行くエネルギーが減ったということです。

目が疲れたり目が悪くなって、やる気や好奇心がわきづらくなるのは、目から始まる全身のエネルギーの流れが滞っているからです。

目で見たものが脳の考える材料になります。

自信につながる可能性を学び取る勉強術

学校の勉強は学歴を身につけるには役立ちますが、**仕事や世の中を渡っていくのに役に立たないことは今や常識。**しかも、学歴の価値も急低下しています。

いい大学を出ても仕事がないのです。

司法試験や公認会計士・医師その他の資格を取得するために勉強しても、いずれの職業もこの日本では飽和状態で、**新規参入者には仕事がないのが現実。**でも、心配はいりません。学歴や資格を取ってから、見る力を活かして人がやらないことをすればよいのです。

では、**いったいどんな勉強をすればよいのでしょうか？**　みなが知りたいことはこのあたりのことではないでしょうか。

みな、一人ひとり人生が違います。ただ一つ言えることは、各自が自分の仕事や生き方に合った勉強術を身につければ、どんなに時代が変化しようと優位な立場に立てるということです。

知識を身につける「記憶力」中心の勉強術から、知識（記憶）を知恵に変える「想像力・集中力・思考力」をも含めた「見る力」勉強術への転換が役に立つことは間違いありません。

そのためには、視野を広くし常識の枠の中から脱出する新しい考え方で勉強に取り組む必要があります。世にないものは、自分で生み出せばよいのです。道は必ず開けます。

今までは、何でもその道の先生や上司に教えてもらえばよいと考えていませんでしたか？　**現実は、教えて教えられることはほんの少しです。教えて教えられないことの方がはるかに多く、自分から学び取るしかないのです。**

私も、中学生の時、自分自身で努力をして、**半年くらいで中位の成績からクラスで1番・学年で1番になった**ことがあります。誰に頼らなくても自分一人の力で十分1番になれるのです。

１番になったことより、**１番になる経験から学んだ自信が人生で大きな力**になっています。自分の中に潜む可能性を見つけた気がしました。「何でもやれそう！」。

生きる自信につながる可能性を学び取ることができる勉強術が、本当の勉強術ではないでしょうか。

目は脳と心をやる気にさせる火付け役

目は脳と心をやる気にさせる火付け役です。

目がものを見る時、１日に消費するエネルギーの約半分を使うと言われています。血液と酸素をたくさん使ってエネルギーを発生させて目を使っています。**体の中で一番疲れやすいのは目及び脳**なのです。

それでなくても、仕事で長時間パソコンを使い、目と脳は酷使され疲れ果てています。ボロボロです。学校でもパソコンを使って授業をしたり、レポートを提出したりします。目は画面から発する直接光で、間接光で書面を見るよりも２〜３倍疲れます。

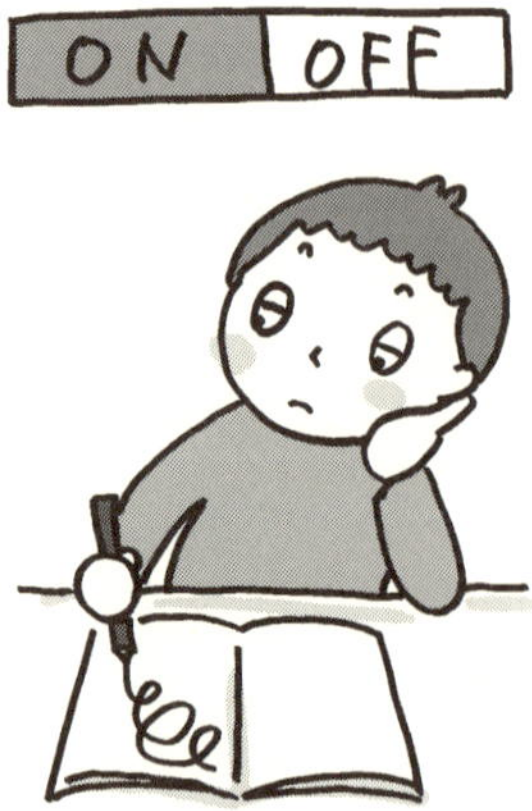

目と脳のスイッチ
OFF

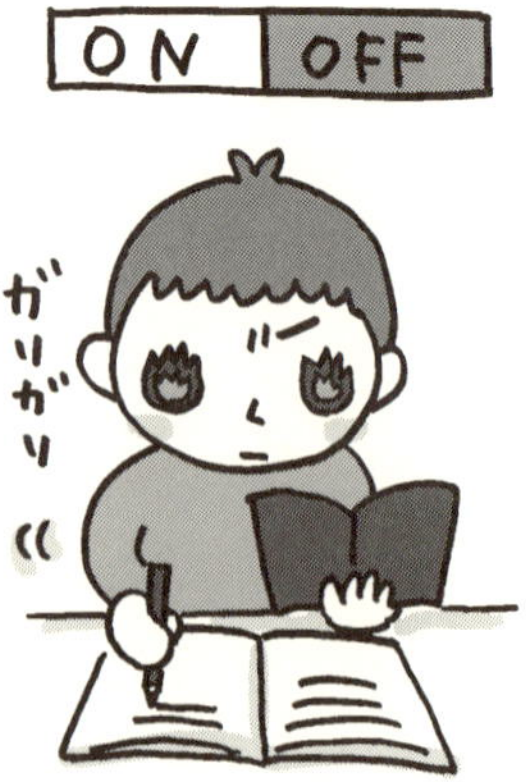

目と脳のスイッチ
ON

視力も当然低下します。**目と脳を疲れないようにし、疲れを取り除き再生させる必要があります。**

目が見る力（視力・目の使い方・働き）と、脳が見る力（記憶力・集中力・想像力）を再生すると、面白いように勉強ができ成績は上がります。

目が脳のスイッチをONにする勉強術

目と脳を使って勉強する時、スイッチをONに入れます。その時、目と脳が疲れ果てていたら勉強できません。

多くの人は、目と脳の酷使で、スイッチがＯＦＦになっていることに気づきません。**視力が悪い場合**はもちろん、**視力がよくても目の使い方や働きが悪いとスイッチはＯＦＦ**になります。

勉強をして成績を上げるためには、まず初めに、目と脳のスイッチをＯＮにする必要があります。

目と脳のスイッチをＯＮにし、誰でも成績を上げることができる勉強術が、視力もぐんぐんよくなる勉強術です。従来の「○○勉強術」と違い、目と脳が「見る力」を再生することで自然に成績が上がる、勉強術らしくない勉強術です。

勉強時間も、集中してなるべく短くした方が、目と脳は疲れず成績はアップします。成績アップが止まらない状態を経験することになります。

過去31年で勉強や仕事の成績をアップされた方の例の一部を載せてみます。

視力1・2に再生で航空大学に合格！　高野智識（23歳）／視力が1・0に再生し記憶力・集中力が戻り公務員試験に合格　手塚大（22歳）／裸眼で見えるようになりショパンコンクール合格を目指す　酒井祐（東京芸術大学卒・25歳）／司法試験

に2年で合格し今は裁判官　射水光（25歳）／司法書士試験に2年で合格し開業
佐々木優（26歳）／ペン習字で短期間で師範に　安井裕子（28歳）／夢を実現し在
京セ・リーグプロ野球4番打者　湯辺慎（33歳）／コピー機の販売実績でトップに
矢部哲夫（30歳）／証券アナリストが専門性を生かして起業。中小企業の潜在能力
を伸ばす　太田裕（50歳）

ビリから学年で1番・数学では全国1番になった　佐藤拓也（深川高校2年・17歳）／毎日30分の勉強で慶応義塾大学に合格　大倉政則（慶応義塾大学総合政策学部・18歳）／学年1番・偏差値80、高校受験でも難関校にラクラク合格　山口香代子（桐蔭学園高校1年・15歳）／偏差値が20もアップ駅伝でも区間賞を取った　中野和久（中央大学付属高校3年・18歳）

※名前は全て仮名

第1章　なるべく勉強しない勉強術の魔法〈マジカル・ビジョンラーニング〉

勉強ができるかできないかはすぐわかる

勉強ができるかできないか、すなわち、頭の良し悪しはたちどころにわかります。会社の評価や学校の成績を見なくても。

本書の口絵にある3Dを見てみてください。これで、視力をはじめ、目と脳の働きすべてをチェックできます。

3Dが3秒以内にできた人はOKです。勉強ができます。それ以外の人は、残念ながら、今の段階ではレベル以下です。

次に、交差法と平行法の両方を6秒以内にできた人は、パーフェクトです。目と脳のスイッチがスグ入りますし、素早い切り替え（気分転換）も上手です。この本を読んで勉強すれば成績は必ずトップになります。

この3Dがなかなかできない人は、目で見たものが上手く脳に届かない・脳に届くまでにかなり時間がかかる・脳で情報が処理（記憶・集中・想像）できないということです。

できなかった人は、本人がどう言い訳しようと、「見れども見えず」状態の目と脳

平行法

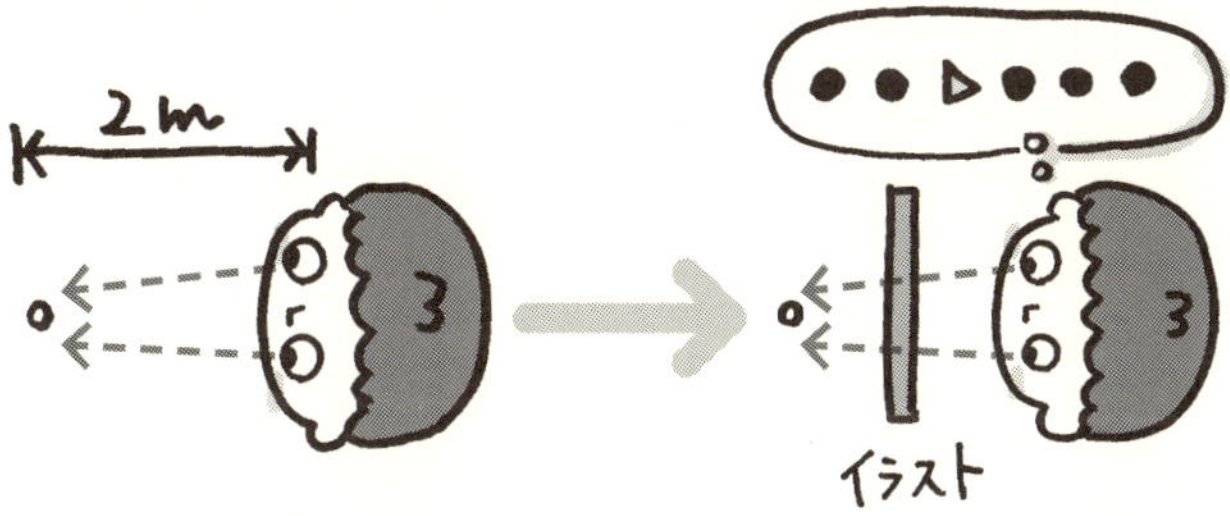

両目で遠くの一点
約2mを見る

両目で遠くの一点を
見たまま、本を目の前
(30～40㎝)に置く

※２個の●マークが、３個に見えたらその状態を保とう

交差法

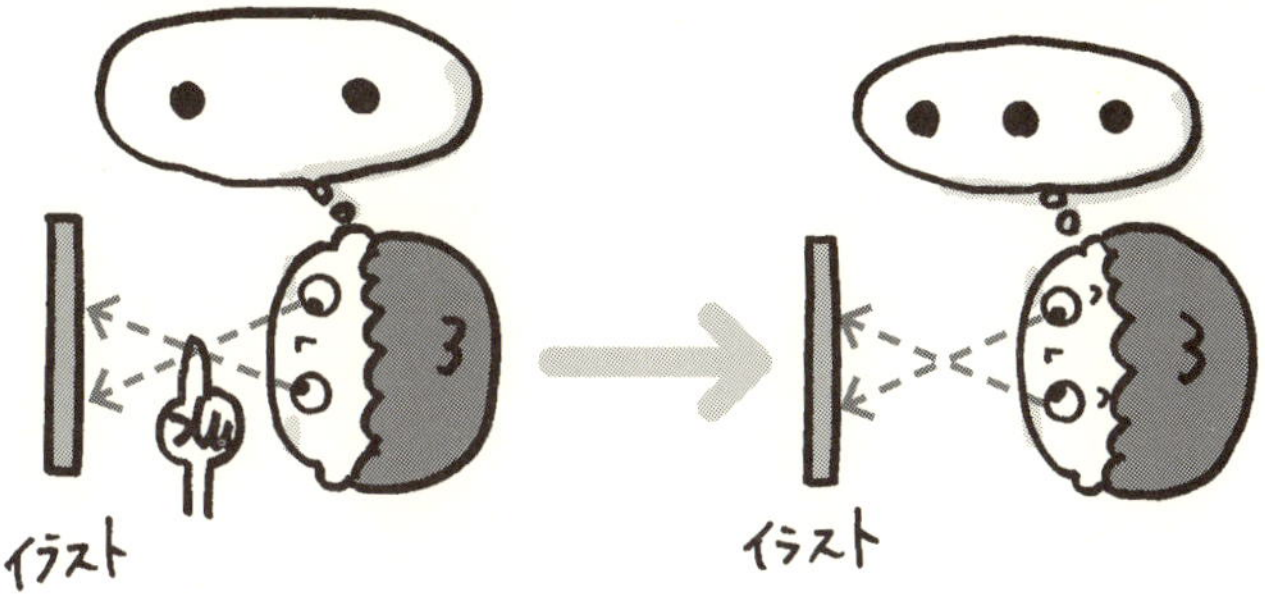

人差し指を、本と眼球の真ん中に持ってくる。目線を指先に保ちながら、
人指し指の位置を前後させる。右目で左側、左目で右側を見る

※２個の●マークが、３個に見えたらその状態を保とう

をしているのです。

まず即効で成績を上げる

論より証拠、目と脳のスイッチをONにし、即効で成績を上げましょう！

仕事の勉強・学校の勉強・資格の勉強・英会話の勉強など、どのような勉強でも効果を現わします。先に効果を実感することで、「なるほど」と納得できます。やる気がますますわいてきます。

以下の3つを今日から実行してください。

①**アイバランスをつけて勉強する**（メガネ・コンタクトなしで、ものがハッキリ見える。目が疲れないで脳の回転もよくなる）目と脳が疲れないで光エネルギーを電気エネルギーに変え勉強する

②**立って勉強する**（睡魔に打ち勝ち目と脳の血液循環をよくする。机の上に段ボール箱などをのせる）眠くならないようにし、首・肩・腰・膝の重力による

圧迫から自由にして勉強する

③朝早く起きて勉強する（目と脳の疲れゼロの状態で集中して勉強する）目と脳が再生した状態で、時間を気にせず勉強する。

これらは、目と脳が「見る力」でラクラク勉強する技術の基本です。

普通、仕事や学校が終わり、家に帰りご飯を食べてから勉強するので、眠たくなります。目と脳も疲れ果てています。勉強の効果が上がるわけがありません。

この状態で勉強していると、いずれ自己嫌悪に陥ります。「勉強ができない」「このままだと進歩がない」「ひょっとして頭が悪いのかもしれない」と。

でも、心配はいりません。勉強ができないのではなく、見る力がレベルダウンしているのです。眠い目をこすりこすり、無理やり努力して勉強しているのです。これからは、疲れ知らずの目と脳に働いてもらい、少ない努力でラクラク勉強しましょう。

この本では、まず初めに成績を上げていただき、次に、徐々に目と脳が「見る力」でラクラク勉強する技術を学ぶことで、上げた成績を安定させる２段階方式をとっています。

アイバランスをつけて勉強する目と脳の疲労をゼロにする

アイバランスのマジカル・ビジョン〈見る力の魔法〉効果

情報社会は、目が命です。目が悪くなり脳の働きが鈍くなると生きていけません。付録のアイバランスを使った、マジカル・ビジョン〈見る力の魔法〉効果で目と脳を再生しましょう。

マジカル・ビジョン〈見る力の魔法〉効果とは、○（穴）の∞（無限大）効果を活用して見る力を再生する効果です。

超極細の穴を横一列に並べ、その穴が見せてくれるので、目の筋肉をほとんど使いません。目の筋肉疲労がないので目と脳は疲れずに遠くも近くも、その場からハッキリものが見えるのです。目と脳をリラックスさせ、見る力の再生力を甦らせます。

近視・遠視・乱視・弱視・老眼・ドライアイ・近視手術後の視力再低下の人の目が、

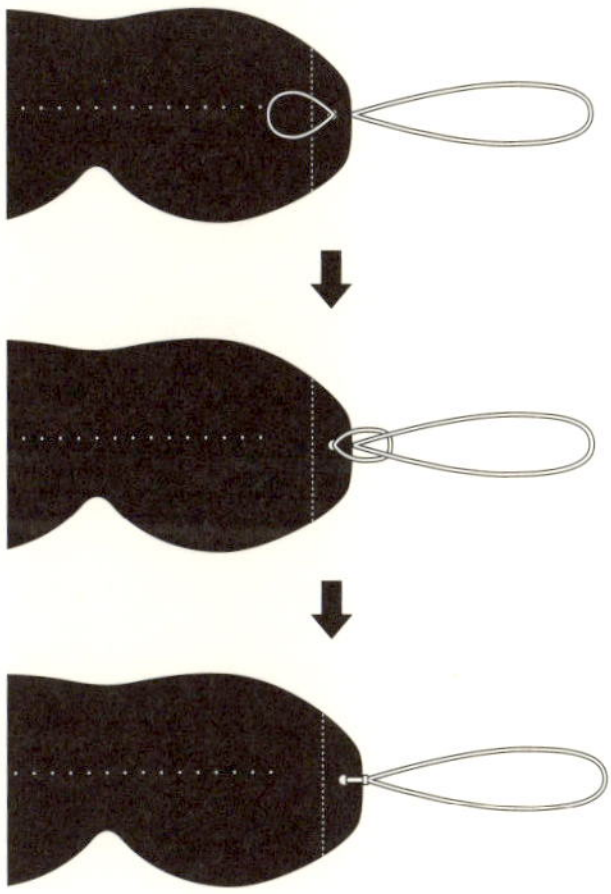

ヒモやゴムがないときは、輪ゴムでも代用できます。

「見る力」を再生します。目のよい人が掛けると、目と脳が疲れないでものが見えるようになり、仕事や勉強の持続力がつきます。

また、脳が活性化され、記憶力・集中力・想像力がアップし、脳が「見る力」も再生されます。目と脳に効く一石二鳥のスグレモノです。

こんな人にお勧めです。

1. 「勉強力アップ」し成績をアップしたい人
2. 「仕事力アップ」でキャリアアップしたい人
3. 「近視手術後の視力再低下」でも

う一度視力1・0以上を狙いたい人

4.「ドライアイ解消」で目薬にサヨナラしたい人

5.「目と脳のアンチエイジング」で老眼鏡にサヨナラし、記憶力・集中力・想像力を再生し〝脳を活性化〟したい人

〈アイバランス9つの魔法〉ビックリ！　その場で見える驚きのアイバランス

1．メガネ・コンタクト・近視手術なしでものがハッキリ見え目が疲れない

こんなことがあってもいいのでしょうか。目が悪い人が、メガネ・コンタクト・近視手術なしで遠くも近くもハッキリ見えるなんて、驚きです。でも、本当にハッキリ見えるから不思議です。

まさに、マジカル・ビジョン〈見る力の魔法〉。今日から、メガネ・コンタクト・近視手術にサヨナラしましょう。

穴が光を矢のようにまっすぐ網膜に届けてくれます。目の筋肉をほとんど使いません。だから目が疲れないでものが見えるのです。（穴の弓矢効果）目が疲れないので、近視・遠視・乱視・弱視・老眼・近視手術後の視力再低下の進行をストップし「見る

力」を再生するのです。

風邪をひいたら治そうとします。ところが、目が悪くなっても治そうとしません。どうしたことでしょう。風邪が治るように、見る力も再生できます。目が悪くなったら治らないと勘違いしている人にとっては、起死回生の方法です。

2．目と脳のバランスが整う　１＋１＝１にする

パソコン・スマホ・携帯電話など小さい画面を長時間見続けると、誰もが片目でものを見るようになります。両目を寄せ続けて近くを見ることがしんどくなり、片目で見たほうが楽になるからです。

ほとんど全員、右目と左目の視力が違いますし、目のよい人でも両目のバランスが崩れています。

これでは、見たものが何であるかを脳でまとめて考えることができません。考える力が低下している現代人の特徴は目が原因です。

片目でものを見ますと、情報量や視野も半分になります。しかも、聞く力も一方通行になり、人の意見を聞かなくなります。そんな人、身の回りにいませんか？

目と脳の関係は1（右目から入る情報）+1（左目から入る情報）=1（脳で考えをまとめて記憶する）になります。1+1=2だと考えがまとまらず記憶できません。アイバランスを通じてものを見ると、見えない方の目はかなり見えるようになり、見える方の目とのバランスがよくなります。

3．目の中心部に光を当てる

光と網膜の関係は、ピッチャーとキャッチャーの関係です。ピッチャーがキチンとストライクを投げてくれれば、キャッチャーは楽にボールが取れますが、コントロールが悪いとボールを取ることができません。

光もコントロールよく網膜の黄斑部中心窩に当たれば1・5の視力が出ますが、コントロール悪く0・1ミリでも外れると0・1しか見えなくなります。

右目と左目の視力が違ったり、目がよくても両目のバランスが崩れていると目の中心部に光が当たりません。これでは、よい視力は出ません。

横一列の穴を通してみることで、右目と左目の視力差が少なくなり、両目のバランスが整い光が目の中心部に当たるようになります。

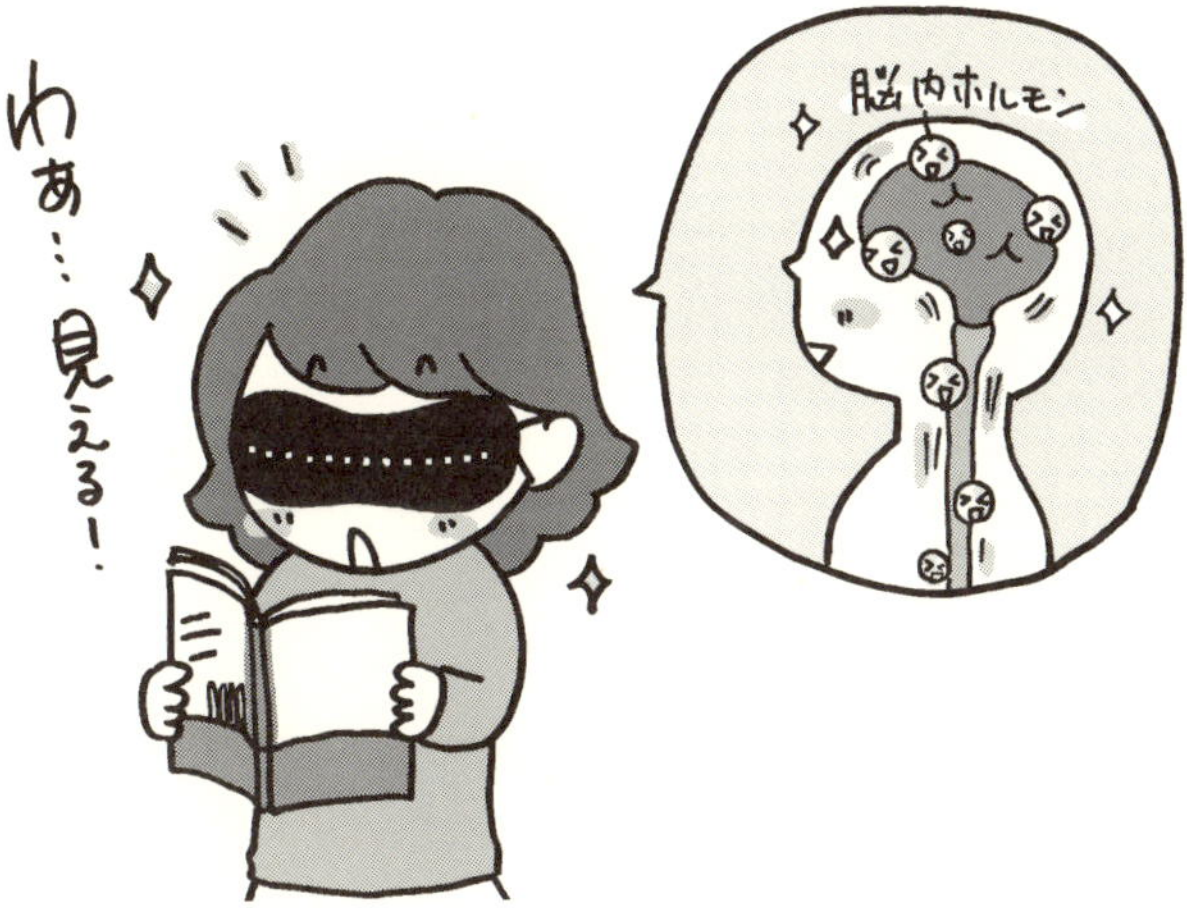

アイバランスで脳内ホルモンビュンビュン

4．脳を感動させ「見る力」を高める脳内ホルモンビュンビュン

しばらく、裸眼でハッキリものを見なくなった人が、アイバランスを使うと裸眼でハッキリ見えますので脳はびっくりして感動します。脳内ホルモンがビュンビュンに出始め、表情に活気が出てきます。

光が目から脳に伝わるプロセスで、視床下部や脳下垂体を通ります。アイバランスで、ハッキリした光刺激を送り込むことでホルモン分泌を促すと同時に自律神経のバランスもよくなります。

気分・食欲・睡眠などの調子が悪かった人のバランス回復には最適です。

5. 「見る力」の記憶を再現する

視力は目にはありません。脳に記憶として残っています。昔はっきり見えた景色が、脳の中に記憶として死ぬまで残っています。潜在視力と言います。

目が見る力をアイバランスを使って再生しますと、脳が見る力も再生します。記憶力も甦り、潜在視力が視力にランクアップし、時々、一瞬ハッキリ見える視力のヒラメキが出始めます。記憶を再現します。

こうなればしめたものです。後は繰り返すだけで、視力は次第に固定化します。

6. 目と脳の解像力をアップする

目が悪くなりますと、裸眼ではもちろんメガネやコンタクトをしてもある程度しかハッキリものは見えません。常にぼやけた像ばかり網膜に映していると、網膜が受け取った像を解釈する解像力が低下します。アイバランスでハッキリものを見ることで物事を正確に把握しましょう。

また、穴から入るハッキリした光が網膜を刺激し、見るために必要な血液を集めることにもなります。

7. 穴横一列が目のズレを治す　姿勢がよくなる　顔の歪みがなおる

アイバランスで、目の大きさの違い・目の位置のズレ・姿勢の歪み・顔の歪みを取り除きましょう。

先程も述べたように、パソコン・スマホ・携帯電話を長時間使うとどうしても片目でものを見るようになります。右目と左目の視力や大きさに差が出て、目の位置もズレ、姿勢も顔も歪みます。

でも大丈夫、アイバランスを使えばこれらのズレや歪みがよくなります。つけるだけでよいのです。

姿勢が悪いと穴に目の位置が合わず、横一列の穴からものを見ることはできません。穴を通じて両目でものを見ようとすると、自然に姿勢がよくなります。

目がバランスよくものを見るようになると、目の位置が徐々に戻り、使っていない方の目も使えるようになり、血液が送り込まれます。目の大きさが戻ります。目が使えるようになると、周りの表情筋も使い始め、この歪みも次第になくなります。

目のズレ解消を起点として姿勢や顔まできれいになります。

8．光の栄養を十分に目と脳に送り込む　光は目と脳の栄養

食べ物が体の栄養になるように、光は目と脳の栄養です。

網膜にあるロドプシンで、光エネルギーが電気エネルギーに変えられ、脳に情報が伝わります。

この場合、メガネやコンタクトを掛けてものを見ると、光のすべての波長が網膜に届けられません。メガネやコンタクトに反射されて網膜に届かない波長があるからです。光のすべての栄養＝波長を届ける方が栄養になるのです。アイバランスをつけて裸眼で直接網膜に光を届けましょう。

また、目から脳に伝わった情報は記憶としてストックされ、次なる創造力の源になります。栄養たっぷりの情報である必要があります。

9．光害対策（画面が発する光刺激が目と脳を痛める時代）90％ブルーライトカット

パソコン・スマホ・携帯電話・テレビなどの情報端末は、画面が発する光を直接目で見ます。しかも、1日中30～50センチの至近距離で。これで、目と脳が通常の2～3倍以上疲れます。人類5万年の歴史の中で、ここ20～30年で起きたあり得ない出来

事なのです。この時代が、これからもずっと続きます。

今までの、照明器具で書面や本にあたった間接光を見ていたのと比べると、目と脳にかかる負担は雲泥の差です。光がないとものは見えませんが、反対に、光があり過ぎても目と脳は疲れるのです。

そこで開発したのが、光を制限すればするほどよく見える「アイバランス」です。逆転の発想です。光害対策決定版です。

これは、理想のパソコンメガネにもなります。パソコン・スマホ・携帯電話の青色光を90％以上カットします。

２０１２年のヒット商品の一つが、ブルーライトカットのパソコンメガネです。パソコン・スマホ・携帯電話から出る青色光の30〜50％をカットするものです。目の健康に関心が向いたことは好ましいことです。（ただし、パソコン・スマホ・携帯電話から出るブルーライトが目に悪いということに科学的な裏付けはありません）

実は、アイバランスは、ブルーライトの90％以上をカットします。しかも、目が疲れないでものが見えるのですから理想的です。パソコンメガネのはるかに上行く理想のパソコンメガネです。横一列の超極細の穴からしか光は入りません。光そのものを入れないのですから、当然、ブルーライトも入りようがないのです。

【パソコン近視の再生法：体験談】

メガネでも視力が再生しびっくり！／河野真紀（仮名）24歳

メガネ視力　右0・3　左0・3
ビジョン・フィットネス後　右0・6　左0・7

私は、何事も毎日コツコツ行うことが苦手でした。アイバランスをつけ毎日朝晩15分ビジョン・フィットネスを行えるか不安でしたが、少しでも改善したかったので、毎日続けられるように色々と工夫してみました。まず、ビジョン・フィットネスは、お風呂の中では必ず行うようにしました。

次に、好きな音楽を聴いて楽しみながら行うようにしました。

以上2点を気をつけてビジョン・フィットネスを行っていますが、今のところ毎日続けられているので、このやり方が習慣化されてきているなと感じています。
思っていたより簡単で続けられ安心しています。
これからもできる限り努力してストレスにならない範囲でがんばろうと思います。

【近視手術後に視力が再低下した人の視力再生：体験談】

近視手術後の視力再低下を1・0に視力再生／江尻紗江（仮名）26歳

裸眼視力　右0・8　左0・5〜0・6
ビジョン・フィットネス後　右1・0　左1・0〜1・2

レーシック手術で視力は左右ともに1・0になりました。元々かなり強い近視であった事が原因なのか、1年経たないくらいから視力が落ち始めてきました。もうこれ以上視力を低下させたくなかったので、何か方法はないかと資料や本を取り寄せ、その時中川先生の本を読ませていただき、ビジョン・フィットネスセンターへ足を運び、視力が再生する希望を持つことができました。

センターに入会してからは、アイバランスを使ったり、色々な種類のビジョン・フィットネスを行ったり、中川先生お勧めのブルーベリーのサプリメントを1日3本飲んだり、体の体温を上げようとヨガやストレッチを取り入れたり、勧められたことをなるべく多く実践してきました。その結果、入会時0・5くらいしか見えなかった左目が1・0くらいまでに回復していました。少しでもよくなればいいかなくらいに思っていたので、非常に驚きました。

元々体の弱い私ですが、体の不調はその不具合のある部分を切り取ったり、取り除いたりするよりも、その不調の原因、根本の部分を改善しない限り、また再発するということを感じました。

【ドライアイ対策：体験談】

本日、ドライアイのビジョン・フィットネスを受けました／堀田圭二（仮名）41歳

方法は一点を瞬きを一切せず、目をいっぱいに大きく開けて耐えられなくなるまで耐え、その後強く速い瞬きを10回しました。それから強い目のつぶりを行いました。

これを5回で1セット行い、1日に10セットを1ヶ月間くらい行えばよいということでした。

終わったあと、目が潤っている感じがし、滑らかで優しい感じがしました。

ドライアイを治すことは、涙管からの涙の流れをよくするので、目をよくするための基本と思いました。しっかり行おうと思います。

【老眼再生：体験談】

0・1の近見視力が1・0に再生。老眼脱出／坂田昇（仮名）55歳

裸眼（近見）視力　右0・1　左0・15
ビジョン・フィットネス後　右1・0　左1・0

アイバランスで老眼鏡無しで新聞が読めた。

元々目はよく裸眼で過ごしていましたが、50歳前後になったとき老眼鏡を作り、作るたびに視力が低下し、何回もメガネを作り変え不便を感じていました。4回目に老

眼鏡を作り変えることになった時に、このままどんどん視力が低下してレンズもどんどん厚く強くなっていっては困ると思っていました。そして、少しでも視力アップする方法はないかと思って見つけたのが中川先生の本でした。それから、本格的にビジョン・フィットネスを開始しました。日常生活ではアイバランスをかけて毎日新聞を30分、テレビを1時間見ています。この生活を3～4ヶ月ほど続けているうちにだんだんと効果が表れ、裸眼で新聞が楽に読めるようになり、テレビ画面の文字も以前よりよく見えるようになってきて、少しずつ視力が改善していることを実感しています。ビジョン・フィットネスは毎日続け更なる視力再生を目指したいと思います。

立ち勉強術&逆立ち(脳の血流をよくする)

立って勉強をしてください!

忍者の殺法に、首の頸動脈を両手で瞬間的にたたき、脳へ行く血液を止めて殺す方法があります。首筋が一瞬の強い力で収縮し、血管を締めつけ脳に血液が行かなくなるのです。

勉強をしていると眠たくなりませんか？　脳に血液が行かなくなるからです。勉強の最大の敵は睡魔です。眠くなることと気が散ることさえなければ、どんな人でも長時間ラクラク勉強でき成績をアップすることができます。

イスに長時間座っていると、首は前傾し腰と膝は90度に屈曲し、首と腰と膝で血液がブロックされます。脳に行く血流量がかなり減ります。立って勉強しましょう！

イスの生活をするようになる前は、今ほど、首コリ・肩こり・腰痛・膝痛はありませんでした。ちょっとした工夫で、整形外科・ハリ・マッサージ・指圧などのご厄介にならずに済みます（時々、屈伸したり首や腰を回してください）。座っている時間が長いと脳が冷え性になると言われ始めました。

脳を使って勉強をする時に立っていると、座って勉強するよりはるかに多くの血液が脳に集まります。立つことで、脳に血液が行き脳が活発に働くからです。

また、長時間座っていると寿命が短くなるそうです。

１日６時間以上座っている人は、その半分しか座っていない人に比べ15年以内に死亡する確率が40％増えるそうです。また、パソコンやテレビを１日４時間以上見ると死亡リスクが2倍になり、心臓発作などの心・血管系のリスクも125%増加するそうです。

このような医学のデータが、最近、次々と報告されています。長時間イスに座ることが不自然なことであることさえ気づかなくなった現代人。血流もホルモンの分泌も低下しどんどん「見る力」が低下する促進要因の一つだったのです。

パソコンを長時間使うことが当たり前になり、長時間イスに座って作業をすると、先ほど述べたように、膝と腰を90度に曲げお尻と大腿部を圧迫し、かつ、首を前傾し動くのは指先だけになります。ますます脳の血流量が激減します。

首を前傾するだけでも脳へ行く血流量が25%に減少すると言います。長時間座るだけでもエコノミー症候群になるわけですから被害は甚大です。パソコンうつやボケの原因の一つではないでしょうか。立ちながら勉強や仕事をしましょう。

血流が膝・腰・首で滞ると脳に血液が行きづらくなり脳が冷えます。脳が冷えると目は見えなくなり脳は働かなくなります。脳の冷え性に注意しましょう。

時々、逆立ちをして目と脳に血液を送り込みましょう。目や脳の毛細血管網は、超極細にできています。逆立ちをし、下に下がった血液を上に戻すと、脳内環境が勉強モードに再生します。脳から血液が失せると、どんな人でも脳が働かなくなります。

《ビジョン瞑想フィットネス１：逆立ち瞑想》

脳は体の一番上に位置しますので、どうしても血液が行かなくなりがちです。脳に血液を送り込む強力な助っ人が、ヨガの逆立ちです。（Ｋｉｎｇ　ｏｆ　Ｙｏｇａ）

壁を背にし、両手で三角形を作ります。三角形の頂点の所に、頭の生え際を置きます。

ゆっくり足を脳（頭）の方に近づけると、後ろに行く力と上に伸びる力がバランスするポイントがあります。そのポイントで、ゆっくり足を上にあげます。

その状態を３～10分維持します。意識して脳に血液が流れ込んだ様子を観察します。

また、景色が全て逆転していて、景色を見ること自体が今までにない経験になります。当たり前の常識を逆転するチャンスになります。

ビジョン瞑想フィットネス１

❶

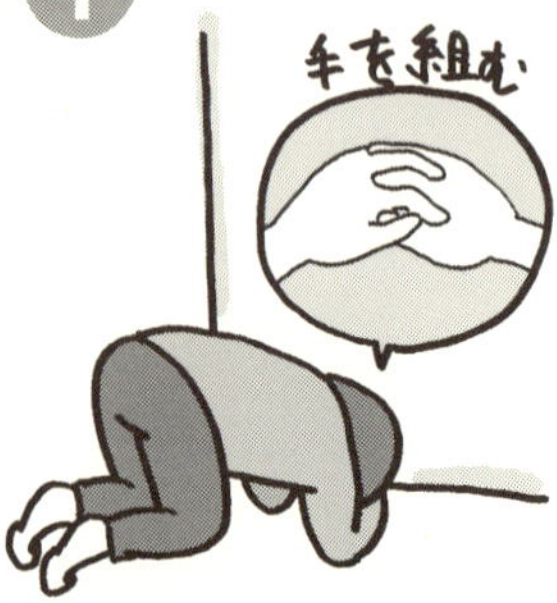

壁の前に立ち、組んだ手を床に置き、頭を組んだ手の内側の床につける

❷

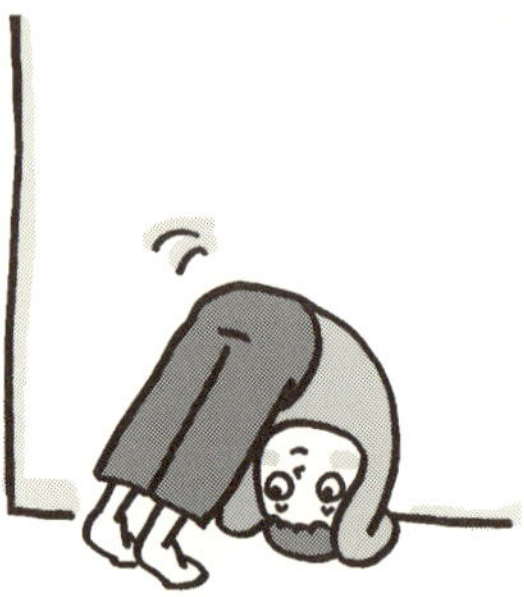

ゆっくりと足を頭に近づけていく。背中も少しずつ壁に近づける

❸

バランスがとれる位置まできたら、足を上にあげます。この状態を３～10分維持する

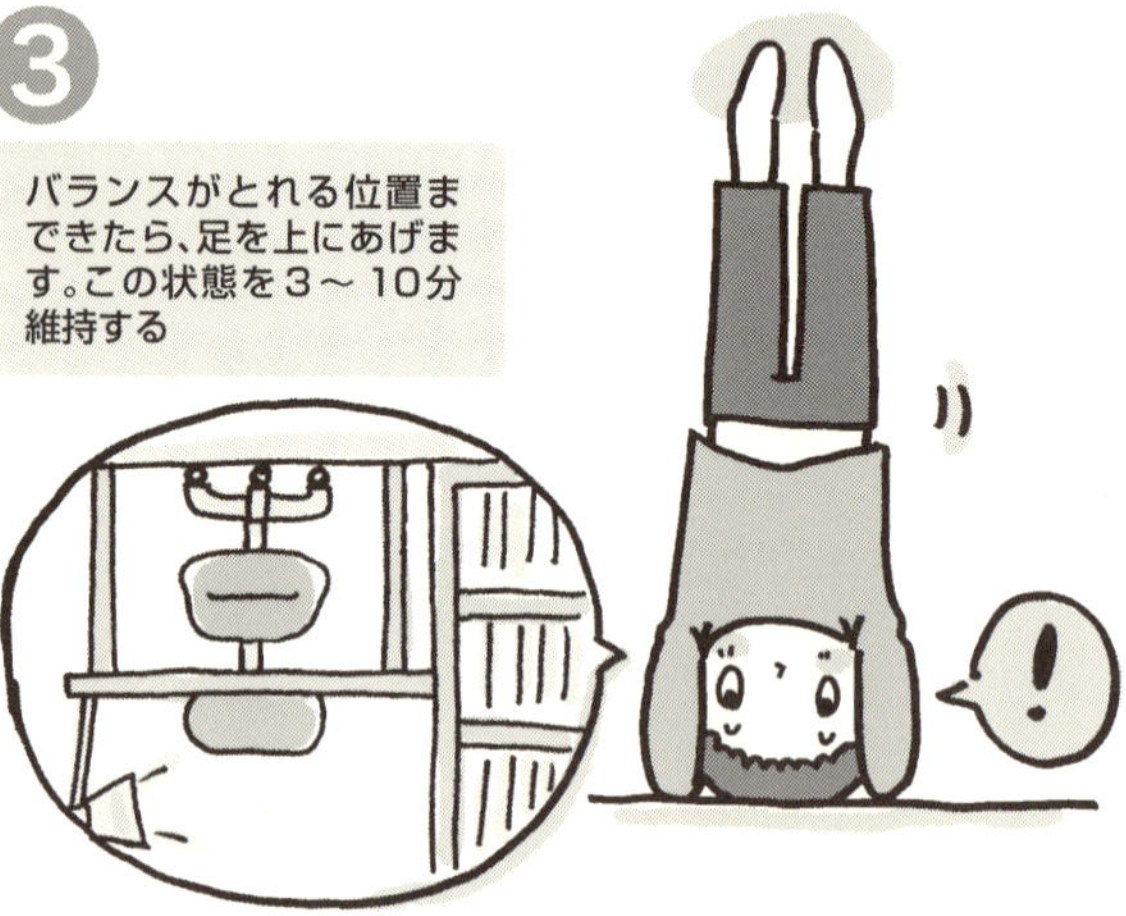

朝早く起きて勉強する（目と脳の疲れゼロの状態で勉強する）

朝は、アイデアやインスピレーションがひらめく一番よい時間帯です。静かで雑念がわきづらく、邪魔が入りにくいのです。

また、昔から、「早起きは三文の得」と言います。朝は、勉強するのに理想的な時間帯です。目と脳の疲れがゼロの状態で、元気いっぱいの状態だからです。

寝ることで、成長ホルモンをはじめ各種ホルモンが一日の疲れを取り除いてくれ、体の細胞のリモデリング（再生）が完了します。

寝ている間にホルモンの分泌が盛んになり脳の疲れが取れます。

睡眠によって生理現象として成長ホルモン、メラトニン、コルチコステロイドという3つのホルモンが分泌されます。

成長ホルモンは大人では疲れを癒すホルモンとして働きます。眠りについてすぐの深い眠りの時に分泌されます。

メラトニンは松果体（しょうかたい）から出るホルモンで、朝起きて14～16時間経ち夜になると分泌が始まります。

次に、コルチコステロイドホルモンは人が様々なストレスに対応していけるように分泌され、生命維持に直接関わる大切なホルモンです。朝起きた時から分泌されます。夜更かしをしますと、これら脳のホルモン分泌が変調を起こすのです。

最近話題のセロトニンというホルモンは、このメラトニンが夜しっかりと出ることにより昼間に活動するホルモンとして分泌されます。従って夜更かししますとセロトニンの分泌がかなり低下します。このセロトニンは脳内の神経系に働く、重要な神経系物質で、この活性が低下すると強迫神経症、不安障害、気分障害など精神的不安定状態を起こしやすいのです。

ラットとマウスを同じケースに入れた実験で、ラットのセロトニンが低下しますとラットがマウスを食べてしまいます。これら異常行動は現代人にも見られるものと同じものだと思います。衝動行動、自殺行動などが古くから知られています。

メラトニンの働きとしては抗酸化作用、及び性腺抑制作用があると言われています。抗酸化ということは錆びるのを抑える作用ですから、老化を防止するということにもつながります。また抗癌作用もあると言われています。従って、メラトニンの分泌が低下しますと老化が促進され、性的働きが低下していくのです。

この他まだ、発見されていないホルモンがたくさんあると言われています。寝るということは、ホルモンを分泌させるという意味ではとても重要なことです。夜の10時から朝の2時～3時にかけて2回転すると言われています。従って、その日のうちに寝るということが大切です。

夜しっかり眠り、朝早く起きることは勉強する上で、目と脳にとても大切なことなのです。

また、人間は生体時計を1日24時間に合わせることをします。サーカディアン・リズムと言います。生体時計を地球時間に合わせる行為です。

これを調節するのが朝の光です。朝、散歩することで太陽をしっかり身体に浴びることが大切です。生体時計は視交叉上核（しこうさじょうかく）にあります。これが人間の時計です。時計は外にあるのではなく、実は脳の中にあるのです。そしてこの視交叉上核は体温と睡眠覚醒のリズムを支配しています。

（朝、勉強するのがよいのですが、夜勉強する人は、夕食は軽く済ませてください。腹の皮が突っ張ると、瞼の皮が緩みます。消化吸収するために多大なエネルギーを費やします。血液のほとんどがお腹に集まります）

どうでしたか？　勉強が楽にできるようになったでしょう。これだけで成績や成果がアップします。

次のステップは、ずっと成績を上げ続け、上がった成績を保つための勉強する技術を覚えることです。

《ビジョン瞑想フィットネス２：太陽エネルギー吸収瞑想》

目を閉じて椅子に座り、目を日光浴させます（軽い木漏れ日が最高）。鼻から息を吸いながら太陽のエネルギーを同時に吸収します。３〜５秒息を止め、目で酸素と太陽エネルギーを混ぜ目の奥（視交叉上核）に送り込みます。明るく感じるはずです。

次に、息を鼻から吐きながら目の奥と目にたまった疲れを一緒に吐き切ります。エネルギーの流れと体内時計を感じ取ります。

ビジョン瞑想フィットネス２

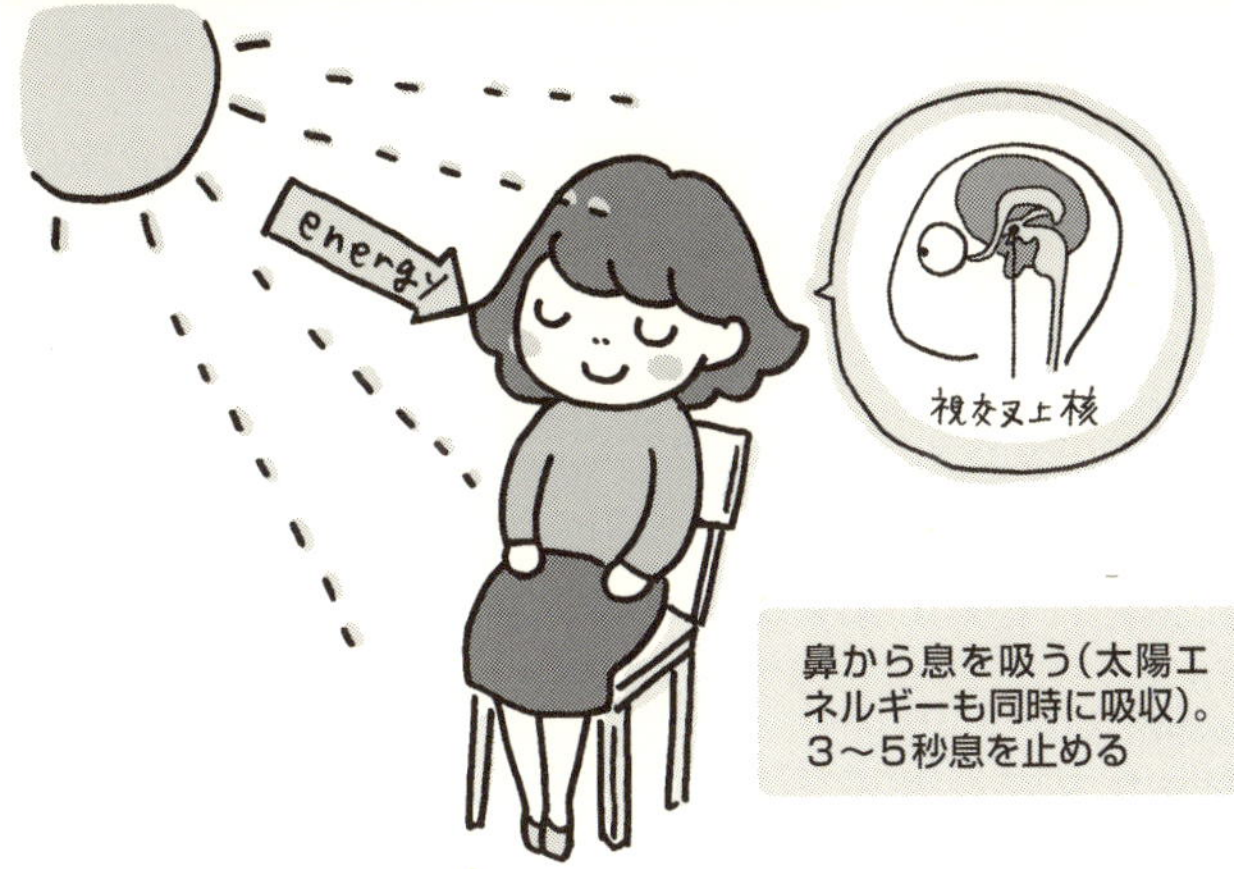

鼻から息を吸う（太陽エネルギーも同時に吸収）。３～５秒息を止める

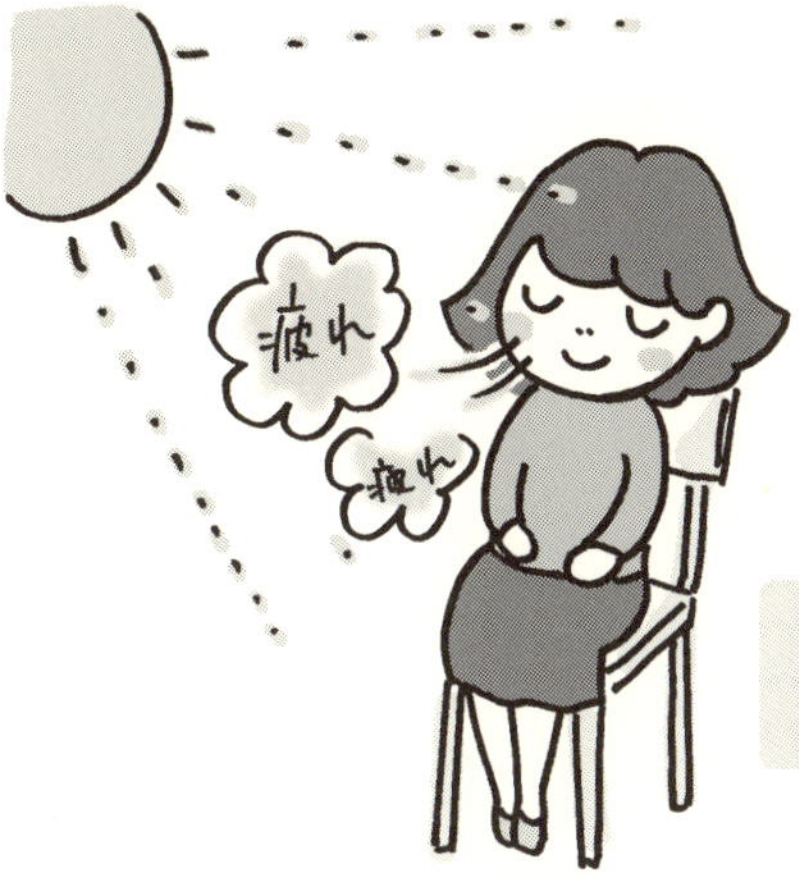

息を鼻から吐く。この時目の奥と目にたまった疲れを一緒に吐き切る

夜は熟睡でき、昼に活動的になれます。この体調を感じ取りましょう。

第2章　目の「見る力」（視力・目の働き）を鍛え勉強する技術

視力が弱い人は視力再生、近くが見えない人は近見視力再生で勉強はできるようになる！

日本人の勉強力低下は視力がなくなった？　ことが原因

元々、人にとって近くを見ることは不自然なことです。太古の昔からつい最近まで、近くを見ることなどありませんでした。敵から身を守り、獲物をとり命を長らえていたのです。

目の構造もその生活に合うように、遠くを見たり目をきょろきょろするようにできています。遠くを見ることが、そのまま、勉強だったのです。

ところが、ここ20～30年でこの人の生活の歴史の99・9％を打ち崩す社会状況が現れたのです。「情報社会の出現」です。近くよりもっと近い、至近距離でものを長時間見るようになりました。

急速な情報化で、今、世界中の人の視力がなくなりつつあります。特に、日本人はまじめに情報端末に取り組むので深刻です。（当センター調べのデータ。正しい国際基準に則った視力測定結果です。会社や学校や医療機関の視力測定では正しい視力は

測れません。ご希望であれば正しい視力を測ります）

大人の48％が0・01未満です。約半数の人の視力がありません。

子どもの63％が0・1未満です。子どもの視力もなくなりつつあります。

目と脳がついていけなくて悲鳴を上げています。「Ｈｅｌｐ　ｍｅ！」。

大人も子供も視力がなくなりつつあります。もう一度言います。〝視力がなくなりつつあります〟目が悪くなってもなおそうとせず、すぐ、メガネ・コンタクト・近視手術・オルソケラトロジーなどに頼るからです。あなたはどうでしょうか？

その目で勉強なんかできるわけがありません。できる方がおかしいのです。大人の思考停止状態や、子供の学力低下問題の原因は、間違いなく無視力状態からくるものです。目が悪過ぎて勉強ができなくなったのです。

視力を再生すればするほど、目が疲れなくなり、同時に、脳が働くようになります。勉強に必要な記憶力・集中力・想像力が再生できます。「見る力」の再生は何と言っても視力再生からです。

《ビジョン瞑想フィットネス3：視力測定瞑想》

視力測定は瞑想に最適な課題です。主観と客観のすり合わせは、瞑想のテーマそのものです。視力測定は、自分が見える感じの主観を、視力表という基準の決められた客観に置き換えることだからです。

この差は、往々にして大きな開きがあるものです。0・7だったと思っている視力が0・1だったということが普通です。自己評価が他人の評価と同じ例はまずありません。これは、自分が自分をどう思うかという自己認識と、他人がどう思うかという他人の評価の差に等しいのです。

視力測定の基準は、1909年にランドルト基準が制定されています。これを知らない人も多いのです。

①普通の目で（目を細めて見てはいけない）、②ハッキリ（上かもしれないとか上のような気がするものは入らない）、③3秒以内（3秒を超えて見えるものはなんとなく見えるけど視力ではない）に見えるものです。31ページの表から3メートル離れたところに立ち、チェックしてみましょう。

どうでしたか？　この差の開きに対する驚きが、今のあなたです。

近見視力（30cm用）

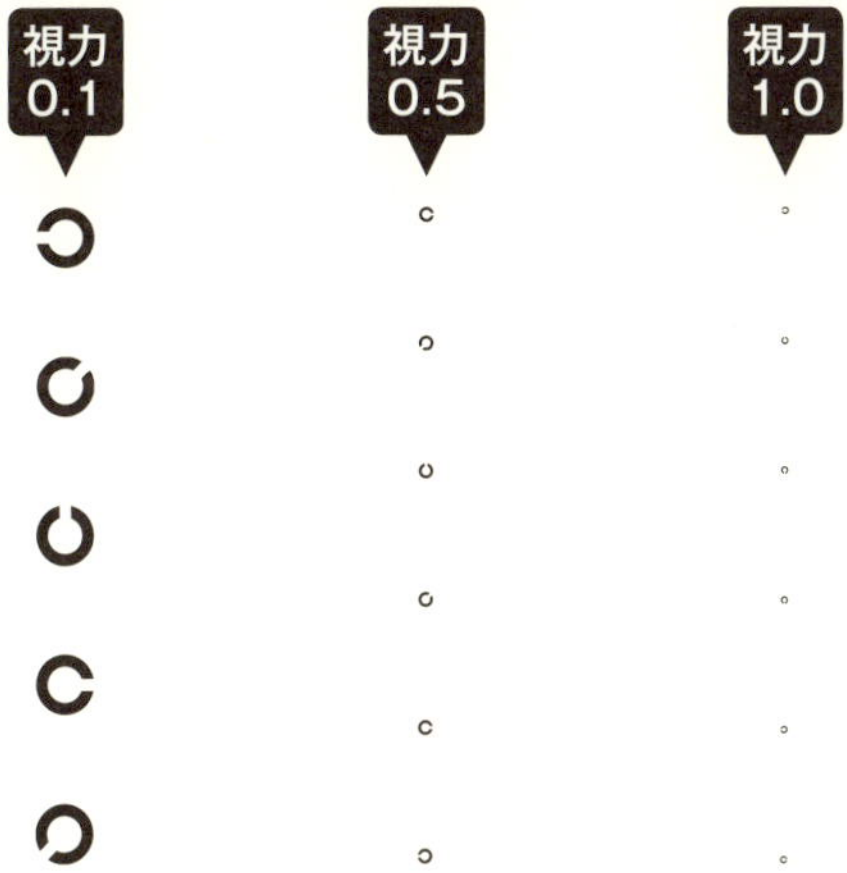

頭の良し悪しはすぐわかる！　勉強ができるかできないかは近見視力でも決まる

一般に視力は、3メートル、5メートルの視力表を見て判断する視力を指します。ところが、勉強や仕事をするときは、30〜50センチの距離を見続けるのですから、近くがどれくらい見えるかの近見視力（30センチ）が重要になります。近くが見えないと勉強できません。さあ、測ってみましょう。

最近では、子供（18歳未満）の10人に1人、大人（18〜40歳）の10人に3人くらいが近見視力不良（老眼？）です。近くを見る視力が悪く、老眼の人と同じようになっているのです。もちろん、40歳を過ぎると（最近では35歳くらいから）ほとんどの人が老眼です。

近くが見えない老眼の人の記憶力が一気に落ちるのと同じように、近見視力の悪い人も記憶力が落ちます。勉強ができないのは当たり前です。

近見視力が、0・5以下だった人は近見視力不良です。まず、近くを見る視力から再生しましょう。

※近見視力測定（裸眼で、目を細めないでハッキリ、3秒以内に見えるところ）で0・5以下の人は、近見視力不良です。近くの文字が、本人は見ているつもりでも見えていません。

目の運動能力をよくする！
目の体力アップで本が読める・内容が素早く理解できる

近くを長時間見ても疲れないで勉強するために近くを見る筋肉を鍛えよう！

近くを見るということは、目にとって、重労働です。水晶体の厚さを調節する網様体筋を緊張させなければいけないからです。毎日、網様体筋を緊張させ続けると、筋肉は固くなり元に戻らなくなります。元々、網様体筋は容量が少ない筋肉ですから、疲労しやすく疲労が取れにくいものです。人は近くを見るようにはできていないのです。

また、交感神経も優位になり瞳孔も開きます。自律神経も緊張を強いられます。目も脳も緊張するのです。本来、人にとって近くを見るということは、とても不自然なことなのです。網様体筋の緊張を緩め、自律神経のバランスを元へ戻す必要があります。

《ビジョン瞑想フィットネス4：ピント合わせの限界を拡げる瞑想》

カレンダーから3メートルのところに座り、目を閉じて鼻から息を吸います。次に目を開け、口から息を吐きながら意識を集中し、ゆっくり75ページの近見視力表の見える限界を拡げながら見ます。

息を吐き終わったら、息を吸って吐きながら、今度は、意識を集中しゆっくり遠くのカレンダーにピントを合わせ、限界を拡げます。意識の集中でピント合わせの限界

ビジョン瞑想フィットネス4

1

目を閉じて鼻から息
を吸う

2

目を開けて、口から息
を吐きながらゆっく
り近見視力表を見え
る限界まで近づける

3

次に息を吸って吐き
ながら、遠くにある
カレンダーを見て、
ピントを合わせるこ
とに集中します

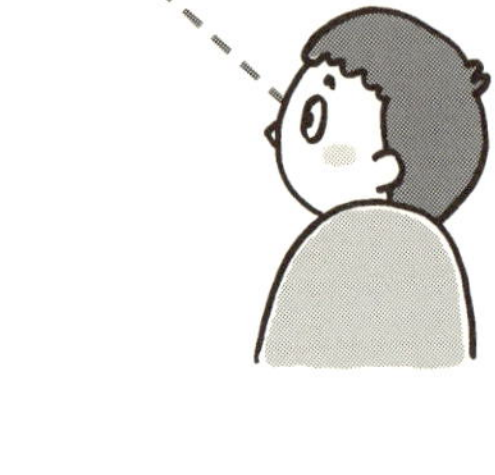

が拡がります。これを繰り返します。

意識の集中で、見える限界が拡げられることに気づきましょう。この瞑想で、自分で近くも遠くも視力が再生できることに気づいてください。

肉体的にも、網様体筋の緊張を緩めながら副交感神経を優位にします。

活字を素早く見て内容をスッと脳に入れるための、目を動かす筋肉を鍛えよう！

本や教材、教科書を読んでも意味や内容が脳に入らない人はいませんか？

読んでいるつもりでも、目が動いていないので活字を追っていません。読んでいないのと同じことになっています。漠然と見ているだけで、読んではいません。

つもり貯金と言うものがあります。美味しいものを食べたつもりで貯金したりします。勉強にも、つもり勉強現象が起きています。勉強しているつもりなのに、成績や成果が上がらないというものです。勉強時間がダラダラ長いタイプの人に多いのです。

目の筋肉が固過ぎて目を動かしているつもりでも、本当は目が動かず活字を追うことができず文章が読めていないのです。「見れども見えず」。

【目の動き方チェック】

二人ペアになります。一方の人が指を相手の目の前20センチくらいのところで、縦・横・斜めにスピーディーに動かします。目の動きの状態を相手に伝えてください。反対になってもう一度行います。

どうでしょうか？　案外動かないものです。

最近は、パソコン・スマホ・携帯電話・DSなど、ドンドン画面が小さくなっています。目を動かす必要がなくなり、視野もドンドン狭くなっています。

私の子供の頃は、目をきょろきょろしてはいけないと教育されました。落ち着きがないように見られるからです。テレビ・パソコン・スマホ・携帯電話・DSなど一切ありませんでしたので、目をきょろきょろと空間に走らせていたのです。目の表情も明るくイキイキしていました。

今は違います。子供から大人まで、「目の座った」無表情の人が増えています。なぜならパソコン・スマホ・携帯電話・DSなどの小さい画面を見ているため目を動かさなくてもよくなったからです。目を細めて目を動かす時、同時に、顔も動いてしま

目の動き方チェック

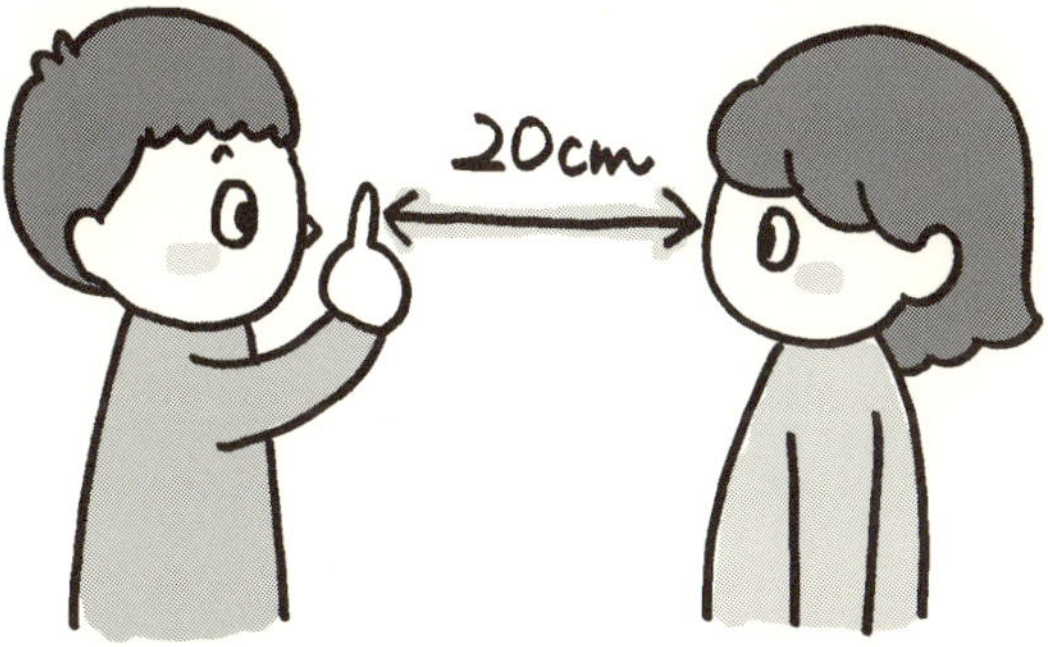

顔から20㎝離れたところに指を置きます

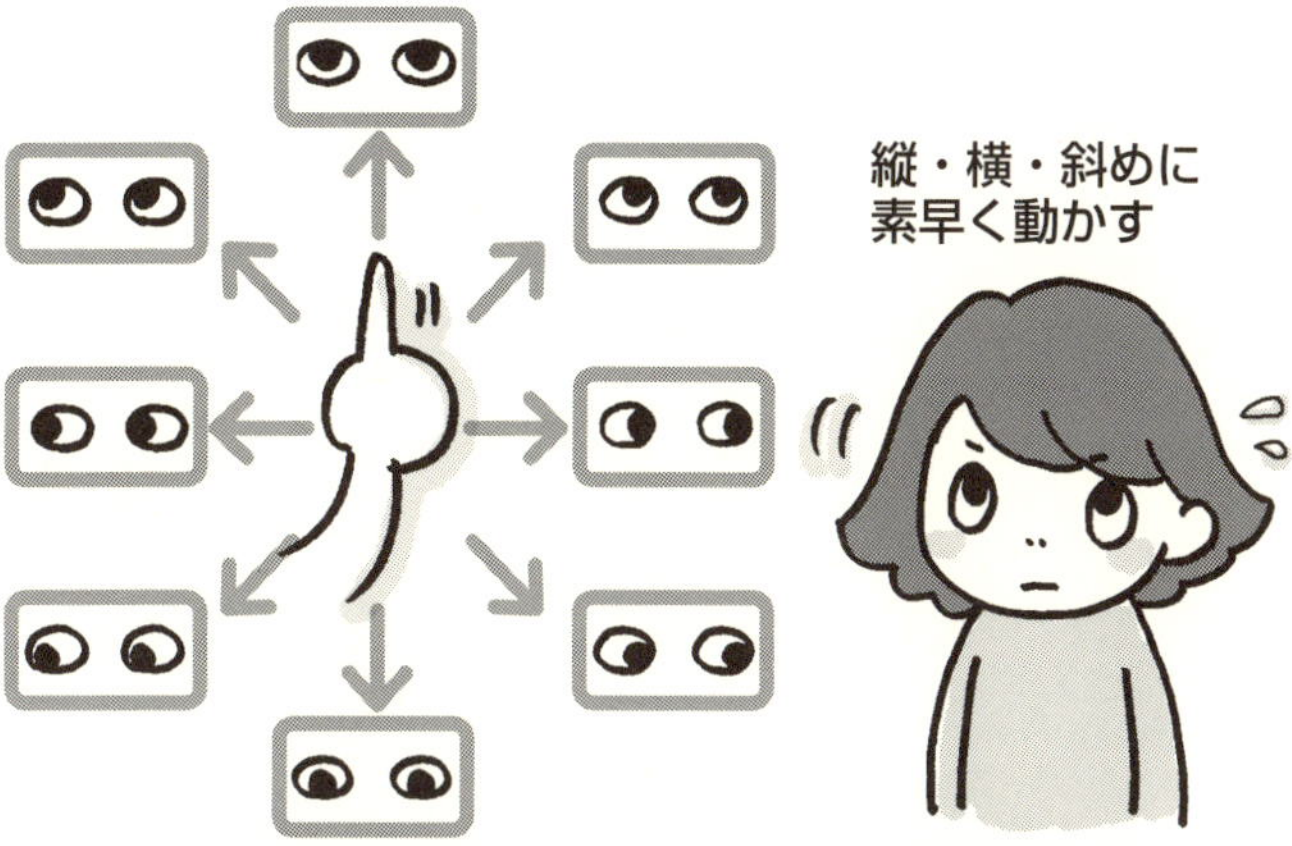

目の動きを相手に伝えたら、今度は逆になり
もう１人の目の動きをチェックしましょう

うので不気味です。

目を取り囲む外眼筋が眼球を上・下・斜め・回転させています。この筋肉を使わないので退化したようです。外眼筋は、眼球より奥に位置し、脳の中に向かって伸びています。容量も大きいので、この筋肉を使わなくなると、目はもちろん、脳の血流量が低下するのではないかと心配です。

目をきょろきょろ動かして、筋肉を使い、目や脳の血流量を戻しましょう。同時に、視野も広がります。

《ビジョン瞑想フィットネス5：∞（無限大）瞑想》

目を∞の形を見ながら動かします。無限大のしるしに込められた、目の体力の限界を拡げる意識で行います。

目を本の10センチ前に置き、ゆっくり目で線を描くように、1ミリずつ進む感じで動かします。最初は、1回行うのに1~2分かかるかもしれません。

なめらかに視点を移動することがいかに大変な作業かわかります。逆まわりも行い

フィットネス5

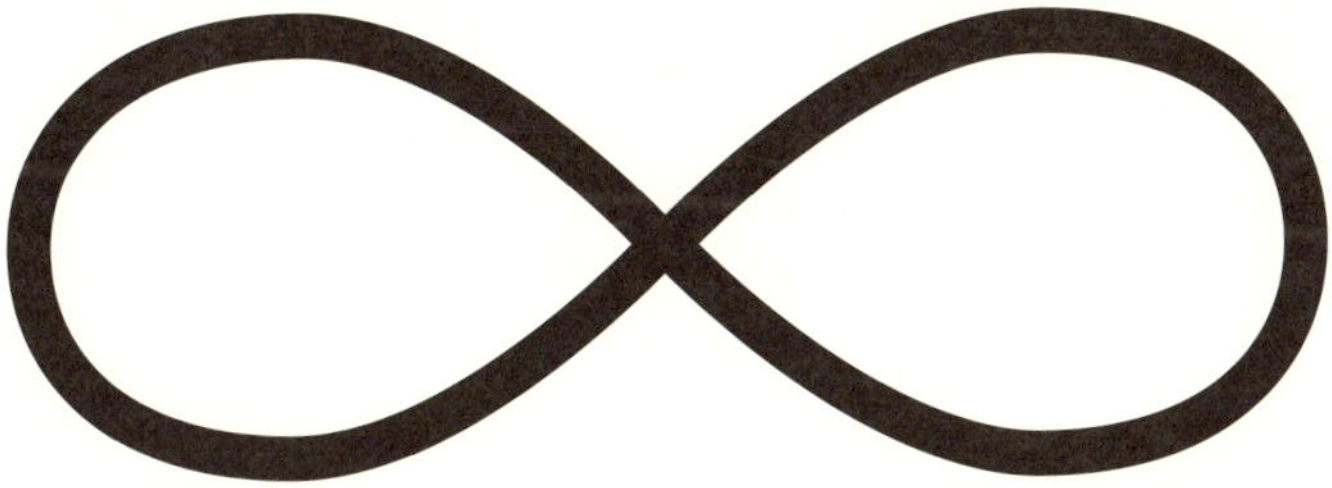

ビジョン瞑想フィットネス6

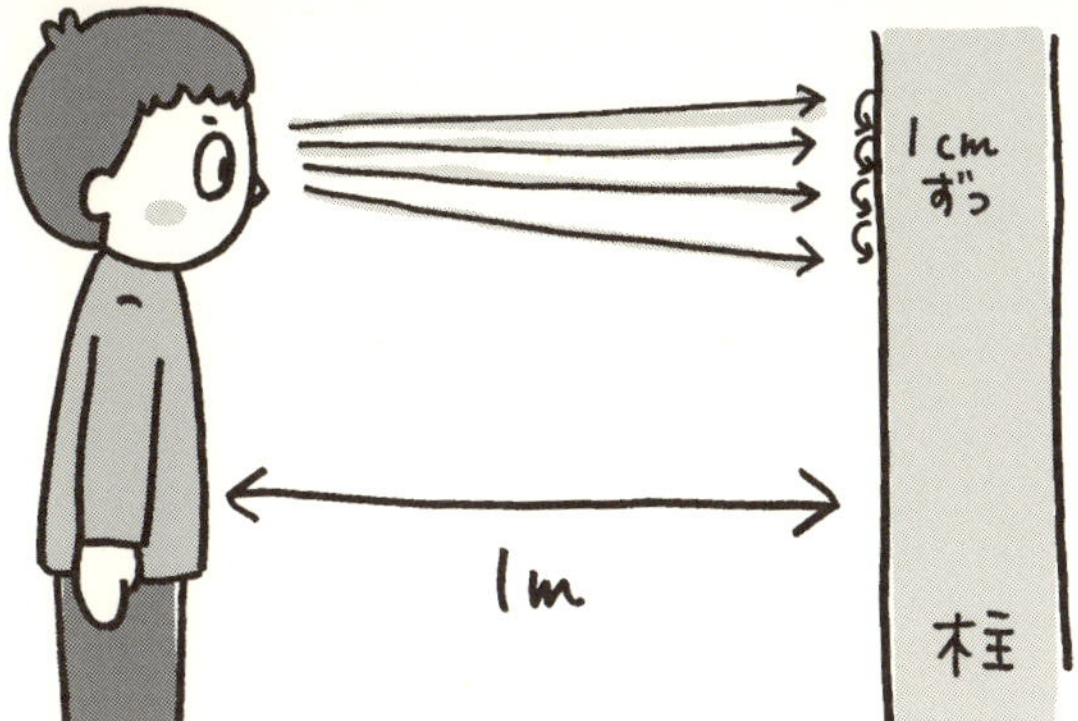

両目・片目・目を閉じた状態でそれぞれ行いましょう

ます。

次に、目を閉じてイメージの中でも行いましょう。人にはそれぞれ目の使い方にクセがあり、どの辺が不得意かがハッキリします。自分の目とイメージの使い方がよく理解できます。

《ビジョン瞑想フィットネス6：柱瞑想》

家の中の柱を活用します。柱の前1メートルのところに立ちます。

目を開けたまま、柱を上から下へ下から上へ10秒くらいかけ、少しずつゆっくりピントを合わせたまま見ていきます。決して急いで視点を飛ばしながら見ないように。見ることに意識を集中しながら、見たものから情報をしっかり得ることを意識します。両目で行ったら、片目ずつでも行ってください。

これを、目を閉じた状態でも行います。目で見るからこそ正確に見ることができますが、同じことを目を閉じて行うことでイメージの正確性が養えます。

両目のバランス回復で全脳（全思考力・全記憶力）、全視野を使おう！

勉強・仕事（パソコン）・スマホ・携帯電話・DSなど至近距離（30〜50センチ）でものを見ていると、必ずと言っていいほど、片目で画面を見るようになります。両目を寄せ続けることがしんどくなるからです。

例えば、パソコンを10分見るくらいなら問題はありませんが、仕事中はずっと見ている人が増えました。

左右の視力に違いがありませんか？　ほとんどの人が違うはずです。片目中心でものを見ると、左右の視力に差が出てきます。情報を取り込む視野も半分、使う脳も半分になります。10の力が5くらいしか発揮できなくなります。実力が発揮できないはずです。

また、両目でバランスよくものを見るから、情報が脳でまとまります。見たものを素早く記憶できるようになるのです。したがって、片目でものを見るクセは、考えがまとまらなくなり、記憶ができない不便さを被ることになるのです。

偏頭痛・首コリ・肩コリなど不快な症状も出てきますのでタチが悪いとも言えます。

《ビジョン瞑想フィットネス7：色ミックス瞑想》

口絵に赤と緑の丸が4つ、並んでいます。一番下から行います。ゆっくり目を寄せ、真ん中に幻の輪（融像の輪）を作ります。両目がバランスよく寄ると、赤と緑がバランスよく配合されます。右目や左目を少しずらすと、色の配合のバランスが崩れることがわかります。両目や融像のバランスが、いかに微妙か理解できます。

自分の思い通りの配合ができるようになると、両目両脳のバランスがコントロールできるようになります。目と脳が疲れにくくなり、考えがまとまりやすくなります。

順に、上の丸にも挑戦しましょう。

できる人は、目を閉じて色のバランス状態をイメージし続けてみましょう。

《ビジョン瞑想フィットネス8：片目寄せ目瞑想》

人差し指を目の前15センチの所に置きます。両目で見て、右側15センチの所まで10秒かけて移動します。そこで10秒維持します。次に、10秒かけて元の位置まで戻します。同じことを、左側でも行います。

ビジョン瞑想フィットネス８

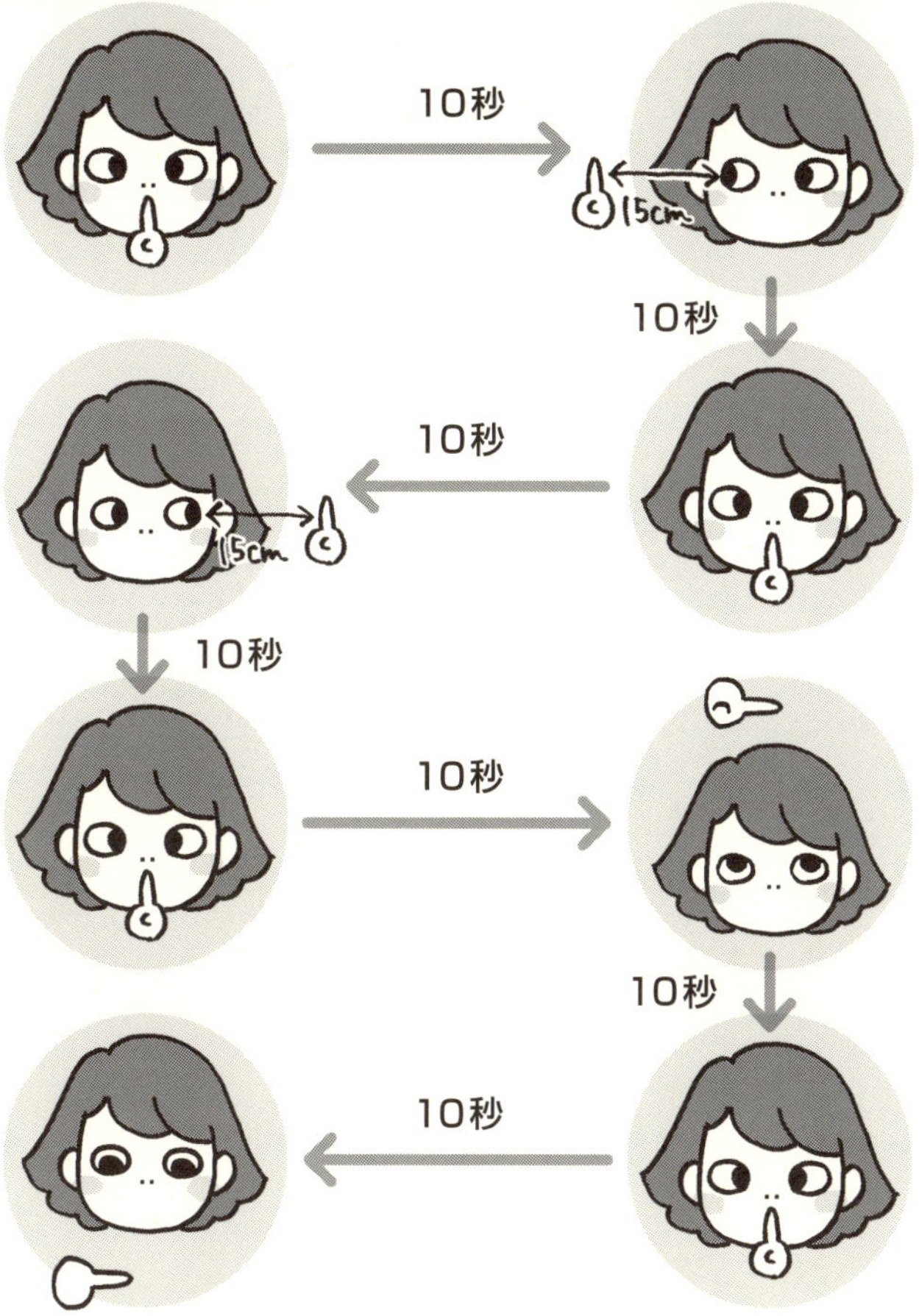

目を閉じたままでも行いましょう

できる人は、これを、目の上15センチの所や目の下15センチの所でも行います。動かす時に、目の動きと動かすぞという意識の動きを一致させます。

最後に、目を閉じたままでも行いましょう。目を寄せることがどういうことかが理解できます。

見たものを全部脳に記憶するためのピントぴったりフィットネス

自然にピントが合うだろうという甘い考え方は捨ててください。ピントは意識してこそ合わせることができるのです。そして、ピントが合うからこそ、見たものが脳に記憶されるのです。

本・教材・教科書の活字1字1字にピントを合わせているのですから、重労働に値します。そう思いませんか? 読むということは、目のピンポイント攻撃なのです。このピントが合わないと、読んだことが脳に入らないし内容が理解できません。読解力・判断力・認識力に関わってきます。

よくピンボケと言いますが、ピントが合わないとボケるのです。天然ボケをウリにしているタレントがいますが、間違いなくピントが合わない目をしています。

《ビジョン瞑想フィットネス９：まばたきピント瞑想》

ドライアイの人が増えています。パソコンを見続けると、まばたきが減るからです。なぜなら、まばたきすると、ピントがずれ記憶が途切れる気がするからでしょう。まばたきしてもピントがずれないように、ピント維持力を身につけましょう。

本書の視力表から3メートルのところに立ち、上からゆっくり見ていきます。3秒見ては3秒目を閉じて、見たものをイメージの中でピント維持します。下の見えなくなるところまで行ってください。

ピントを合わせることと記憶を維持することが、密接に関連していることが理解できます。

《ビジョン瞑想フィットネス10：動く文字にピントを合わせる瞑想》

右手の親指の爪に数字の1を書いてください（または、数字を書いた紙をはる）。指を前後・左右・斜めにゆっくり滑らかに曲線を描きながら動かし、目で1の数字にピントを合わせ続けることに意識を向け続けます。

自分の得意の方向と不得意の方向がわかり、どちらの目を中心にものを見ているか

ビジョン瞑想フィットネス9

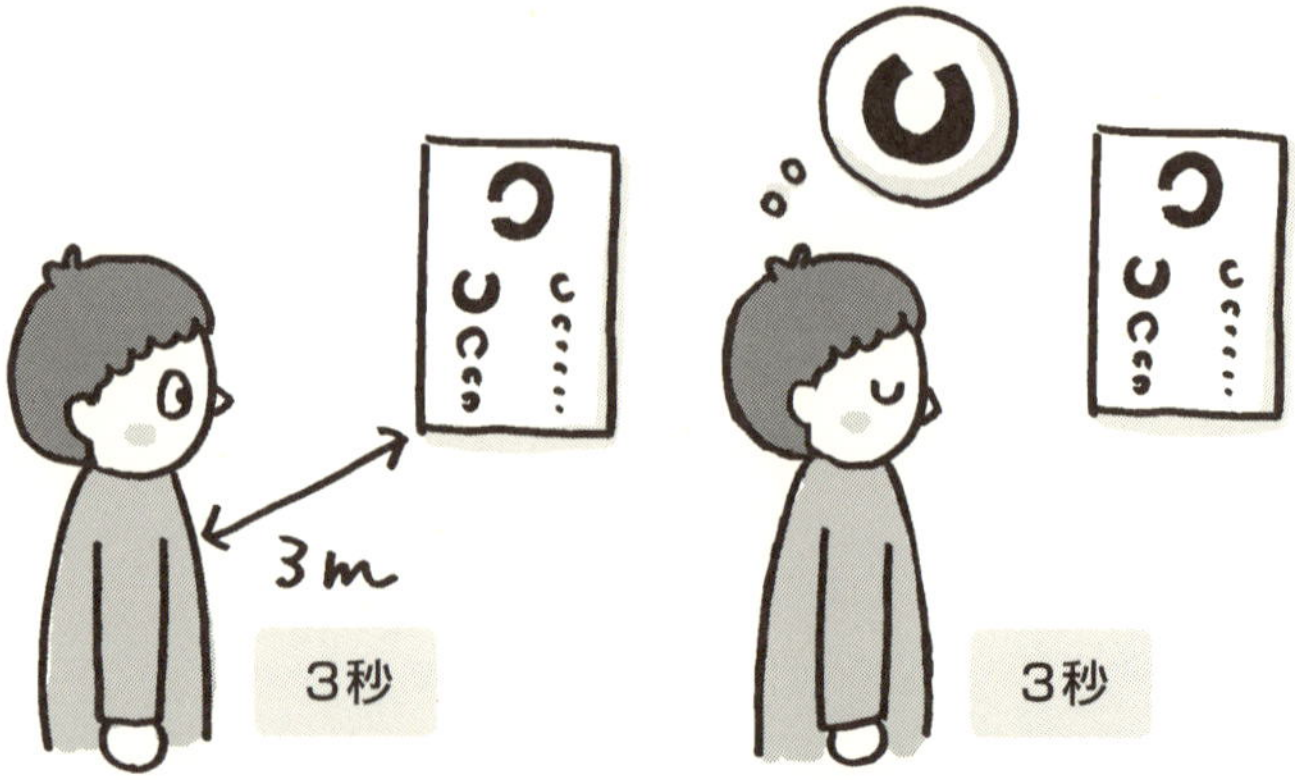

※視力表をコピーして壁にはるとやりやすくなります

ビジョン瞑想フィットネス10

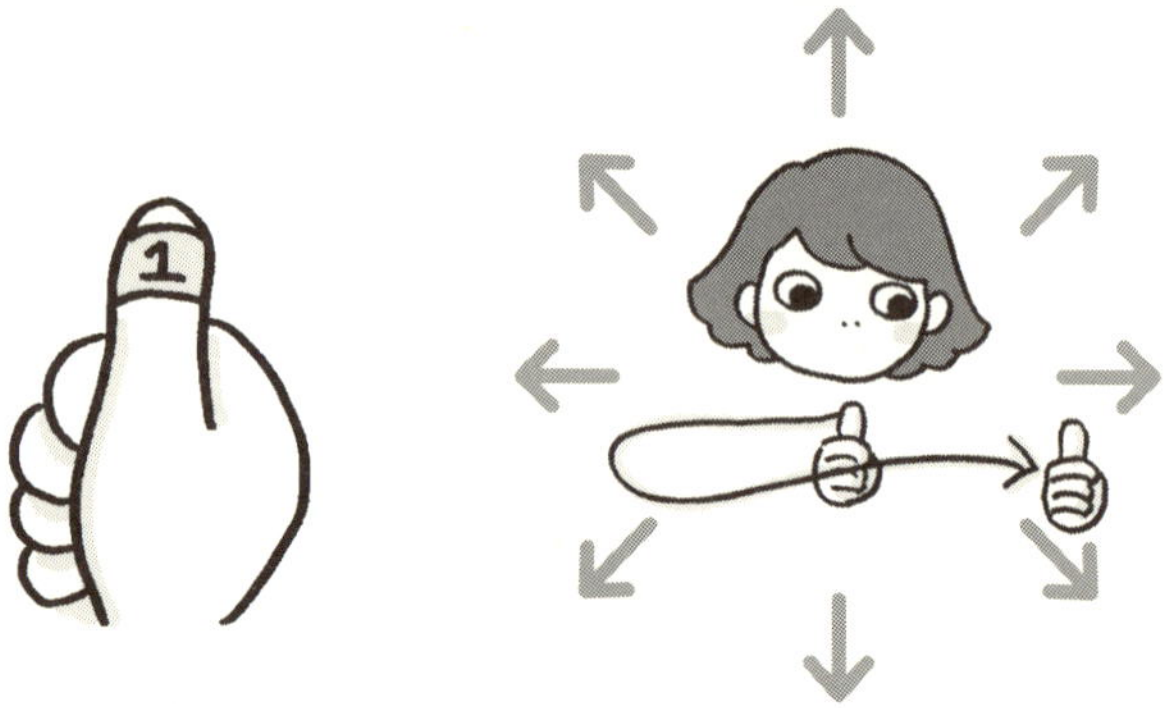

右親指の爪に1の数字を書く。
または、数字を書いた紙をはる

目は数字にピントを合わせながら、指を前後、左右、斜めに曲線を描くように滑らかに動かすがわかります。

不得意の方向を意識してたくさんやるようにしましょう。

【面白コラム】

ピントが合わない目の典型
レーシック難民のための世界で一つの駆け込み寺開設！

気安く近視手術をすることは嘆かわしい傾向ですが、そういう時代なのでしょう。しかし、正常な角膜を削ぎ取ってはいけないと思います。落とし穴に落ちないようにしてください。

近視手術後の視力の特徴の一つが、ピントを合わせる力が刻々変わることです。無ピント状態で目が疲れるのです。3つも4つもメガネが必要になります。

目は外から入った光を角膜と水晶体で曲げて網膜に映し出します。その時、角膜は水晶体の2倍光を曲げてくれるのです。ピント合わせのチャンピオンです。だから角膜を削ればものは見えるという考えで近視手術が行われるのです。

ところが角膜は、1ミリ以下の超極薄の膜ですから削った後、角膜はさらに薄くなり形状の安定感がなくなります。光を曲げて網膜にピントを合わせる力が不安定になって当然です。

しかも、曲げる力が強いぶんだけ視力の変動も激しくなります。0・7に落ちた視力が数分後には0・1になったり0・4になったりします。どれが本当の視力かわからないケースも多々あります。

この視力の大きな変動が、気分にも影響し、記憶力・集中力・想像力にも大きく影響します。

横書きの文字をスラスラ読んで内容を理解する

最近は、縦書きより横書きの文章が圧倒的に多くなりました。パソコンもほとんど横書きです。ただし、横書きの方が縦書きの文章より圧倒的にピントを合わせ続けることが大変なのです。目自体も、首を急に横に振るとふらついたり酔いを生じたりして、バランスを崩しやすくなります。

縦書きだと、両目と活字との距離が常に一定なので、両目をバランスよく使ってピントを合わせ続けることが容易です。ところが、横書きはそういうわけにはいきません。目を左右に移動させるごとに、右目から活字までの距離と左目から活字までの距離が刻々と変化します。両目のバランスも、各々の目のピント合わせの力も変化し続けるのですからかなり疲れます。

横書きの文字をスラスラ読んで内容を理解するには、目が「見る力」の高度なテクニックが必要です。

《ビジョン瞑想フィットネス11：目の横歩き瞑想》

このページのどの列でも構いません。本を横にして、一文字1秒で左から右へ、右から左へと目を動かしてください。右に動かす時と、左に戻るときの目の動きに意識しましょう。違いがわかりますか？

呼吸との関連も意識しましょう。右に行く時は息を吐き、左に戻るときは息を吸いながらやると実践的でしょう。目の動きと呼吸と見る意識が連動していることがわかります。

瞬間視再生で記憶力倍増
視力で記憶力再生・記憶術にもトライ

まず、記憶力の第一段階、①記銘力（インプット力）から取り戻しましょう。

人は記憶力があるから、自分が自分でいられるのです。もし記憶力がなくなると、「私は誰？　ここはどこ？」となります。勉強するどころの話ではありません。

情報端末のメモリー機能の普及で、記憶する必要がなくなり記憶力低下が当たり前になっています。記憶することは、潜在意識の働きの一つですから、記憶しなくなると潜在意識の働きまで悪くなります。

記憶力が落ちて勉強できなくなった人がたくさんいます。記憶力を再生する、目が見る力を、瞬間視と言います。

短時間に多くのことを記憶するには、一瞬で多量の情報を記憶しなければいけません。意識して努力するのでは到底ついていけません。左脳・右脳の両方をフル回転させ全脳で見るしかありません。

記憶術の基本は、「楽しむ力」です。思い出して欲しいのは、子供の記憶力です。好奇心のおもむくままに楽しそうにやっています。覚えようと思わなくても勝手に記憶します。

それが、学校に行くようになり、次第に、つまらない知識や常識を無理やり覚えさせられるうちに「楽しむ力」をなくし、記憶力が落ちるのです。

２０１２年にＮＨＫで放送されていた、大河ドラマ「平清盛」の中で「遊びをせんとや生まれけむ　戯れせんとや生まれけむ　遊ぶ子どもの声聞けば我が身さえこそ動（ゆる）がるれ」というフレーズがあります。

「生きていればいろいろ大変なことがあるけれど、子供が時を忘れて遊ぶように夢中になって生きようよ。どうせ生きるなら夢中になって楽しみながら生きようよ」というメッセージが含まれています。

記憶術の核心をついています。

記憶力再生のカギは、「楽しむ力」を取り戻すことです。楽しむ力を忘れている人は「おもしろがる力」を活用します。これなら、大人も学生もできます。

明治維新の志士、高杉晋作の辞世の句に「おもしろきこともなき世をおもしろく済みなすものは心なりける（おもしろくない世の中をおもしろくするのは、自分の気持ちの持ちよう）」というものがあります。この心境です。

次のフィットネスを、トランプやゲームをやっているような感じでやってください。

《ビジョン瞑想フィットネス12：トランプ瞑想》

トランプを準備し、そこからハートだけを13枚用意して、数字の面を伏せて机の上に適当に並べます。1枚ずつめくって1秒で記憶し、横に並べていきます。

ビジョン瞑想フィットネス12

1

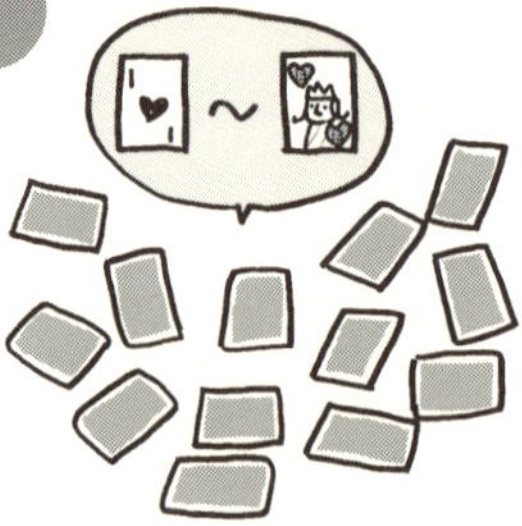

ハートの1～13のトランプを適当に数字を伏せて机に並べる

2

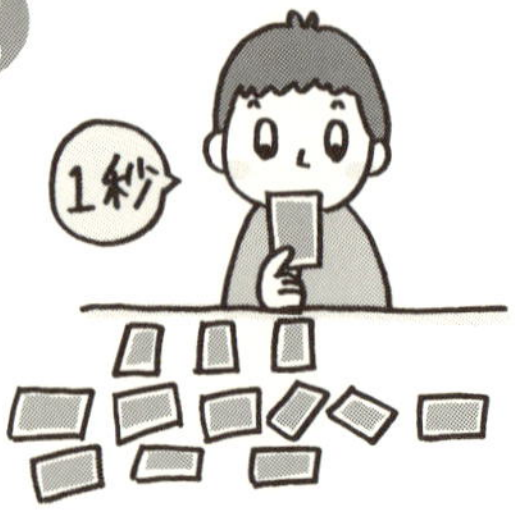

1枚ずつめくり、1秒で数字を覚える。覚えたカードは自分の前に並べる

3

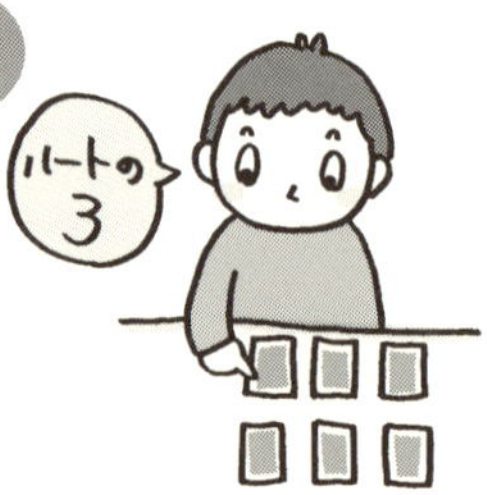

4

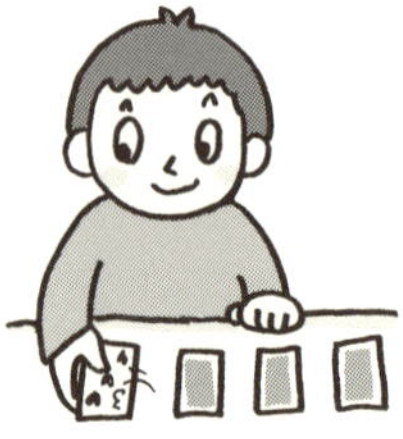

13枚覚えたら、覚えた順に数字を言い、カードをめくっていく。慣れたら、数字やマークを増やしていきましょう

13枚終わったら、記憶したものを順番に言いながら、横に並べたカードを開き確認します。

徐々にできるようになったら、記憶するときにカードの模様も一緒に覚えます。カードの種類を増やし、ダイヤとクローバーなどをいっぺんにやるのも記憶力強化になります。

《ビジョン瞑想フィットネス13：大自然瞑想》

部屋の中を見渡し、１分間で目をカメラにして記憶するぞ、と考え記憶します。１分経過後、何があったかを記憶の中から引っ張り出して書き留めます。

慣れてきたら、外に出て外の景色を同じように目から脳に記憶させます。次第に、自分の目がカメラのようになっていく姿に気づくようになります。

《ビジョン瞑想フィットネス14：記憶力のストレッチ瞑想》

記憶力にも柔軟性が必要です。柔らか頭になりましょう。

１００ページにある○△□☆×◇を、一つづつ３秒見て目を閉じます。例えば、○

ビジョン瞑想フィットネス13

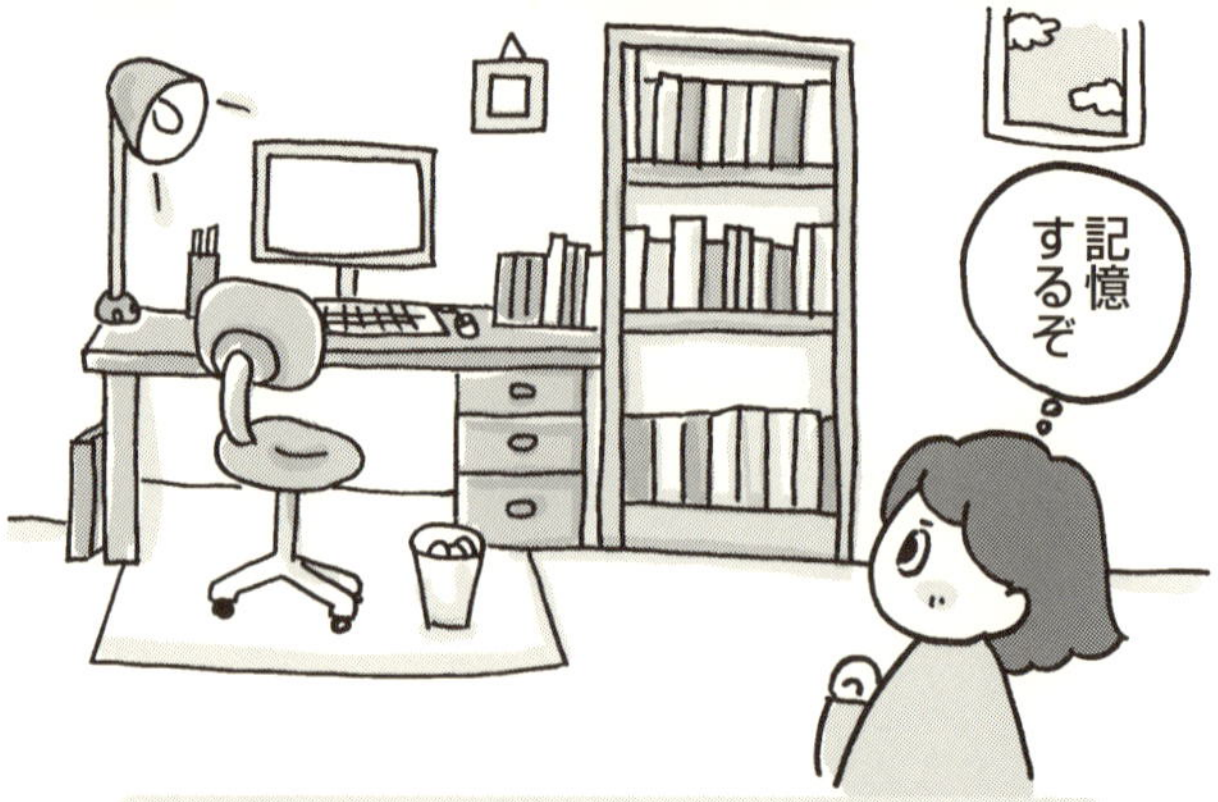

慣れてきたら、外の景色でもやってみよう

ビジョン瞑想フィットネス14

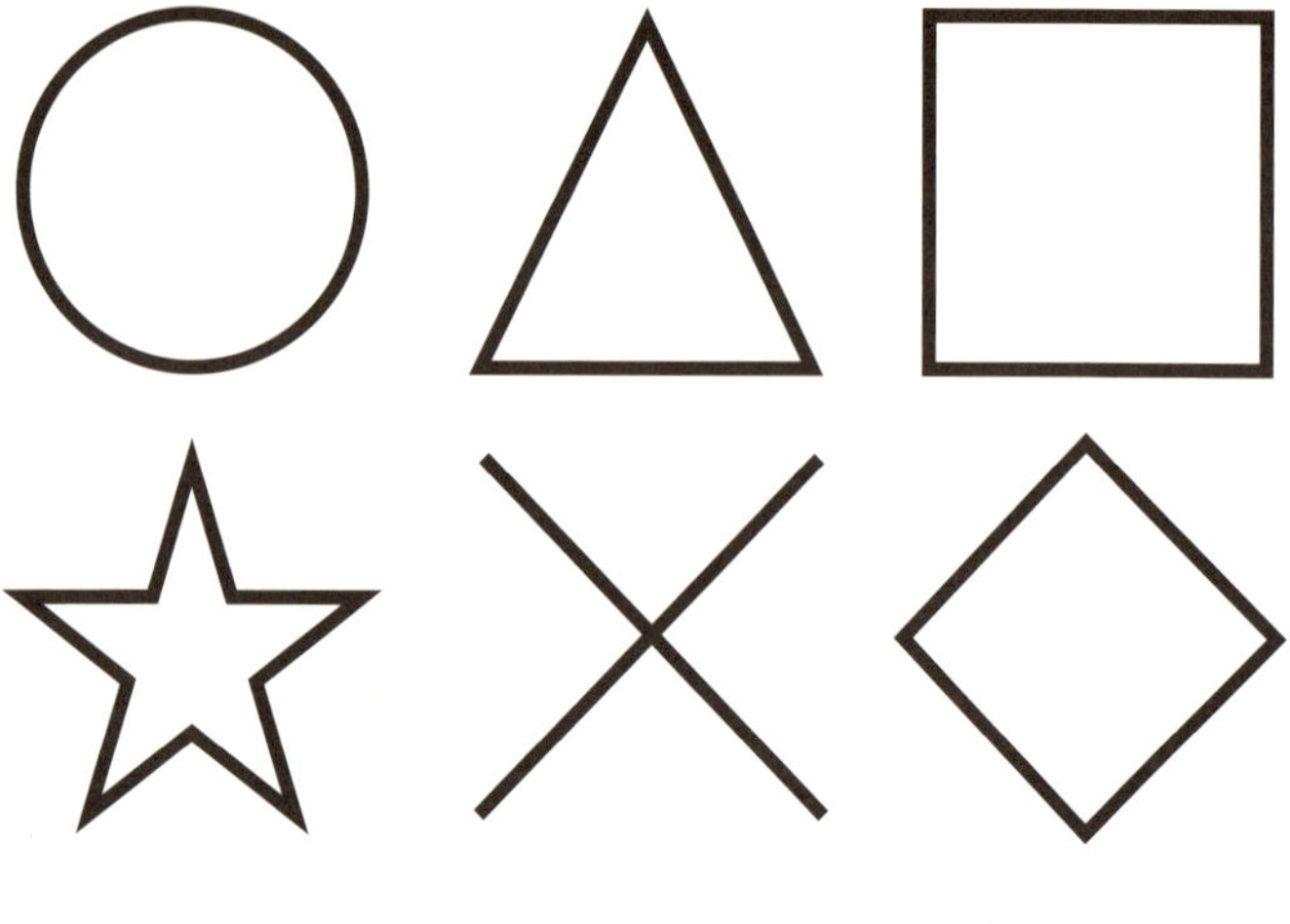

を3秒見て目を閉じ、残像の中で丸を大きくしたり小さくしたりします。各々の形で行います。

次に、同じことを、二つの形(例：○と△など)を選んで行い、○の中に△を入れたり、△の中に○を入れたり、大きくしたり小さくしたりします。

残像記憶のストレッチになります。

イメージ視力再生で記憶力再生

記憶力の第一段階、①記銘力(インプット力)を強化しましょう。

勉強で、数字を記憶する機会はとても多いものです。経済や経理関係のデータを記憶したり、歴史年表を記憶したり、電話番号や住所の番地を記憶したりと多種多様です。数字に恐怖感を持っていると、勉強のうちの多くが不得意になるものです。

数字記憶術で記憶力を再生し、不得意を得意に変えましょう。この方法は結構楽しめます。

数字は、言葉に置き換えてイメージ視力にして記憶します。記憶するというより、

「冗談言ってる」感じです。言葉に置き換える時、動詞や形容詞ではなく名詞で記憶することがコツです。

例えば、

01（大井川）02（鬼）03（お産）……09（お灸）

11（いい子）12（委任状）13（遺産）……19（一休さん）

21（兄さん）22（夫婦）23（文）……29（肉）

31（裁判）32（ミニスカート）33（耳）……39（サンキュー）

1945年

「一休さん（19）の仕事（45）は第二次世界大戦を終わらせることでした（一休さんが両手を広げて日本とアメリカの戦争をストップさせているイメージで見ます）」

1989年

「一休さん（19）さんがヤクルト（89）を飲みながら日本のバブル崩壊の幕開けを眺めていた（一休さんがヤクルトを飲みながら日経平均のボードを見ながらため息

をついている姿をイメージします）」

今まで、数字を繰り返し声に出し記憶していた人がほとんどではないでしょうか。このやり方は、楽しさとリンクしていませんので、度忘れする可能性があります。いざという時、頭が真っ白になります。

イメージ視力の記憶再生法だと、あまりの楽しさに、忘れられなくなります。復習がいらないのです。

記憶の定着には、間を置いた繰り返しが必要と言われていますが、それが不必要になります。一度記憶したらおしまいです。

融像視再生で目と脳が合体！　スムーズに記憶できる

記憶力の第2段階、②把持力は、見たものを脳でまとめる力＝融像力によります。融像力が、記憶の固定のカギを握るからです。

目で見たものが脳に情報として届かなかったり、脳で情報がまとめられないと、見ても見ていないことと同じことになります。

両目で見たものを、脳で一つにまとめる働きを融像視と言います。目と脳を結ぶ視力です。目と脳の関係では、1+1=1です。2ではありません。2では、脳で考えがまとまらないのです。

前述した、頭のよし悪しが一瞬でわかるチェックにもなります。

融像視が悪いと、もし、ピントが合ったとしても、見た情報が脳に届いてなかったり、脳には届いていても整理整頓されないで考えがまとまらなかったりするので、内容が理解出来ません。

情報を目で10見たら、8以上脳に届き内容が理解できないと「見えた！」と感じません。情報を脳に届け、脳で情報をまとめる力が0の人や1～2の人もかなり増えています。平均5でしょうか。情報の半分も脳に届かなくて、脳で情報がまとめられない人が多いのが現実です。当然、内容は理解できません。

気づかないうちに、考えがまとまらなくなり記憶もできません。距離感が把握できなくなり、立体感のない味気ない映像ばかりを脳が見ることになります。「最近、何か変だな!?」となります。

ビジョン瞑想フィットネス15

①

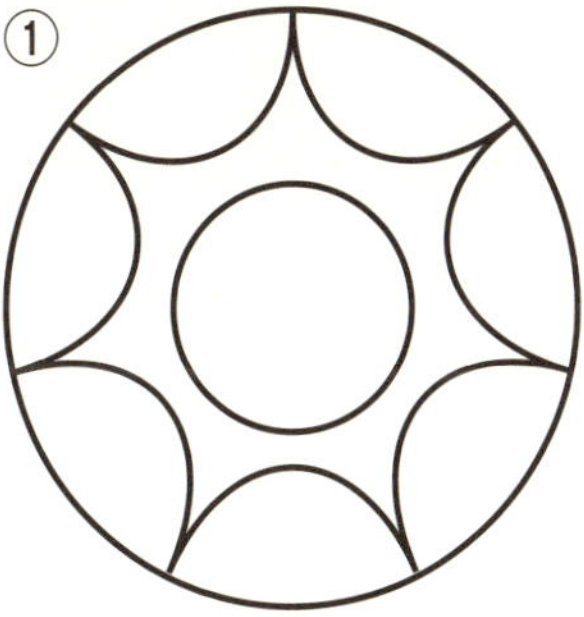

②

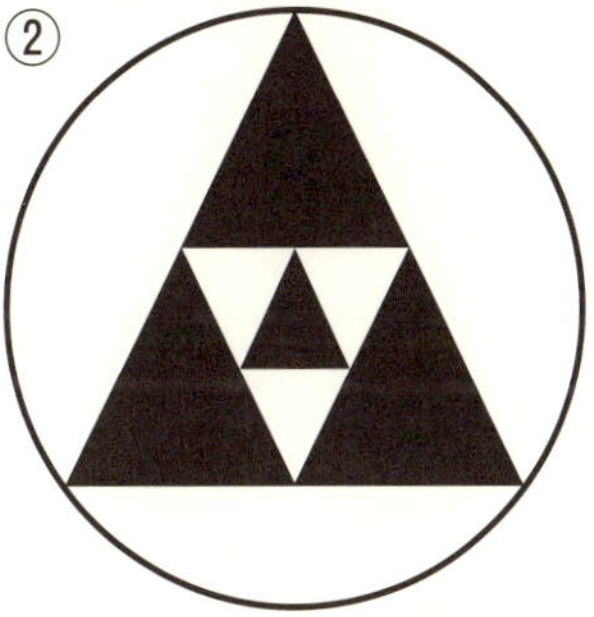

《ビジョン瞑想フィットンネス15：融像正確瞑想》

上にシンボルマークやある形が書いてあります。

これを、10秒見て記憶します。記憶したままに、形や大きさを正確に紙に写し取ります。

この紙と本のシンボルマークや形を両手に持ち10センチ離します。目を寄せて重ね合わせ真ん中で像を結びます。正確に融像できているかどうかを確認します。

記憶や融像の正確性のチェックになります。また、見るクセを把握できます。

ビジョン瞑想フィットネス16

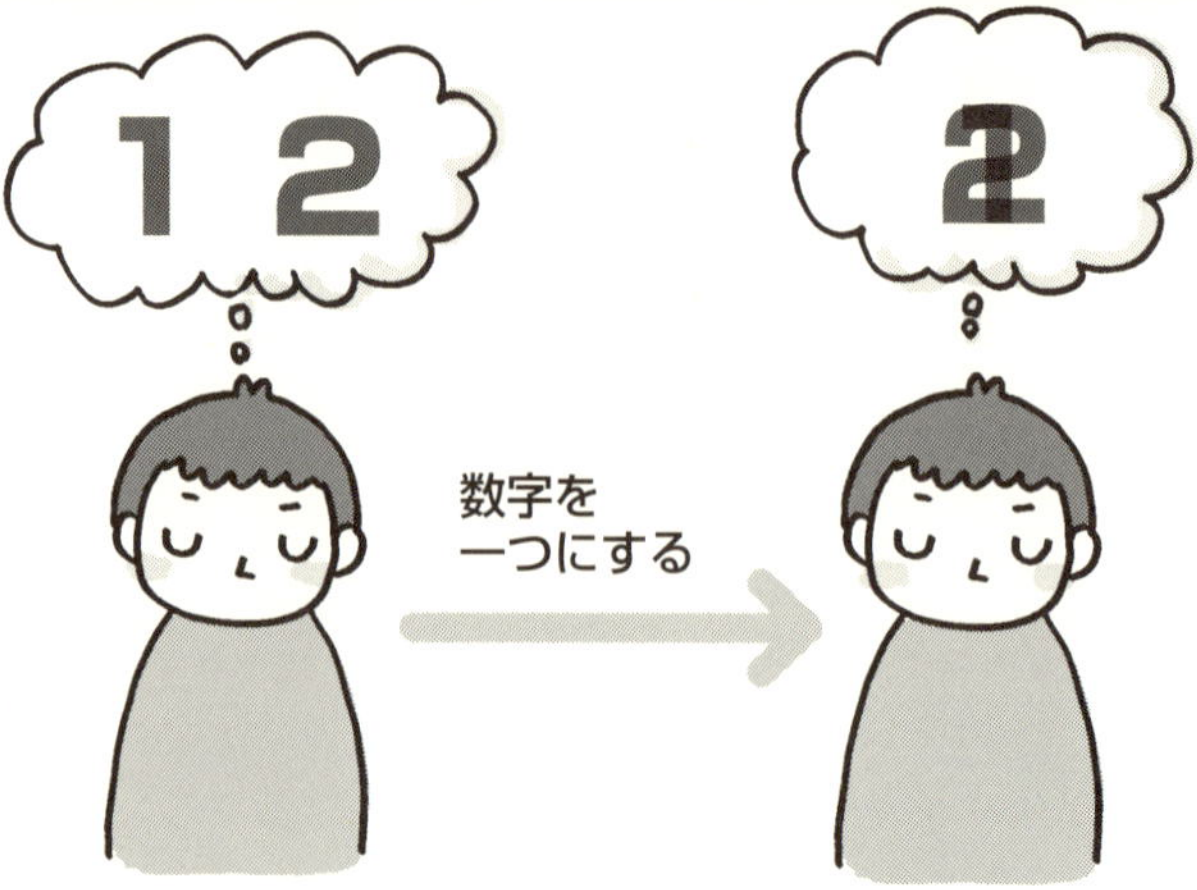

《ビジョン瞑想フィットネス16：脳の融像瞑想》

数字の足し算をします。普通の足し算ではありません。

目を閉じて1と2を脳の中で一つにします。

5と6、3と7などいろいろの数字を重ね合わせて一つにします。目を寄せる必要はありません。脳の中で、操作します。

深視力は想像力を使って記憶する時の助っ人であり、比較して記憶力を強化する手段

記憶力の第2段階の②把持力をイメージで強化しましょう。

記憶力は想像力に支えられて働きます。例えば、「イチゴ」を記憶してみましょう。イチゴを記憶しようとした途端に、イチゴを想像しています。両者は、切っても切れない関係にあるのです。

深視力とは、距離を把握する視力です。勉強の場合、時間的距離（過去・現在・未来）と空間的距離（地理的場所の距離）のいずれも把握しなければいけません。また、現在との比較でその場所や事実を浮き上がらせることができます。例えば……。

「元禄文化は、17世紀終わりから18世紀初めにかけて（元禄時代）、京都や大阪など上方を中心に発達した文化です。井原西鶴（好色一代男）近松門左衛門（曽根崎心中）松尾芭蕉（奥の細道）などが有名」

「元禄文化が華やかな頃の京都や大阪は、今なら新幹線で3時間で行けるし（空間的距離）、約200年前の出来事（時間的距離）だな……。好色一代男は、今で言う、

小説だけど、どうやって売っていたのかなあ。本屋はないのに。松尾芭蕉の俳句も、『古池や蛙飛び込む水の音』など、今と比べるとのんびりしていたものだなあ」

この様に、時間や空間の距離を把握し他との比較を考慮することで、記憶力をイメージで固定しやすくなります。

《ビジョン瞑想フィットネス17：距離当て瞑想①》

距離は案外当てにならないものです。遠近法でものを見ると、同じ長さでも遠くと近くでは別の長さに見えます。

まず直線です。110ページの図の中で長いものから順に何センチか言いながら答えてください。矢印にごまかされないように注意してください。長さの感覚に慣れましょう。（答えは123ページ）

《ビジョン瞑想フィットネス18：距離当て瞑想②》

直線が折り重なって長さをわかりにくくしています。フィットネス17と同様に長いものから順に答えてください。脳の中で一度ほどいて考えてみましょう。脳にある今

までの尺度の狂いを修正しましょう。（答えは123ページ）

《ビジョン瞑想フィットネス19：距離当て瞑想③》

曲線を長いものから順に答えましょう。曲線は距離の把握が思ったより複雑です。なめらかな眼球運動や周りとの比較でわかります。勘を働かせて長さに敏感になってください。（答えは123ページ）

アイ（目）・ハンド（手）コーディネーションで勉強の運動神経を鍛える

記憶の最終段階は、③再生力です。記憶したものを思い出すことです。その時、勉強にも運動神経が必要になります。すぐ思い出さないと使いものにならないからです。

目から入った情報を脳が処理・判断し、行動（手や口を動かす）を起こすまでの早さと正確さを表わす力です。運動神経は、素早く見る、素早く処理・判断する、素早く動くの3要素で組み立てられます。

ビジョン瞑想フィットネス17

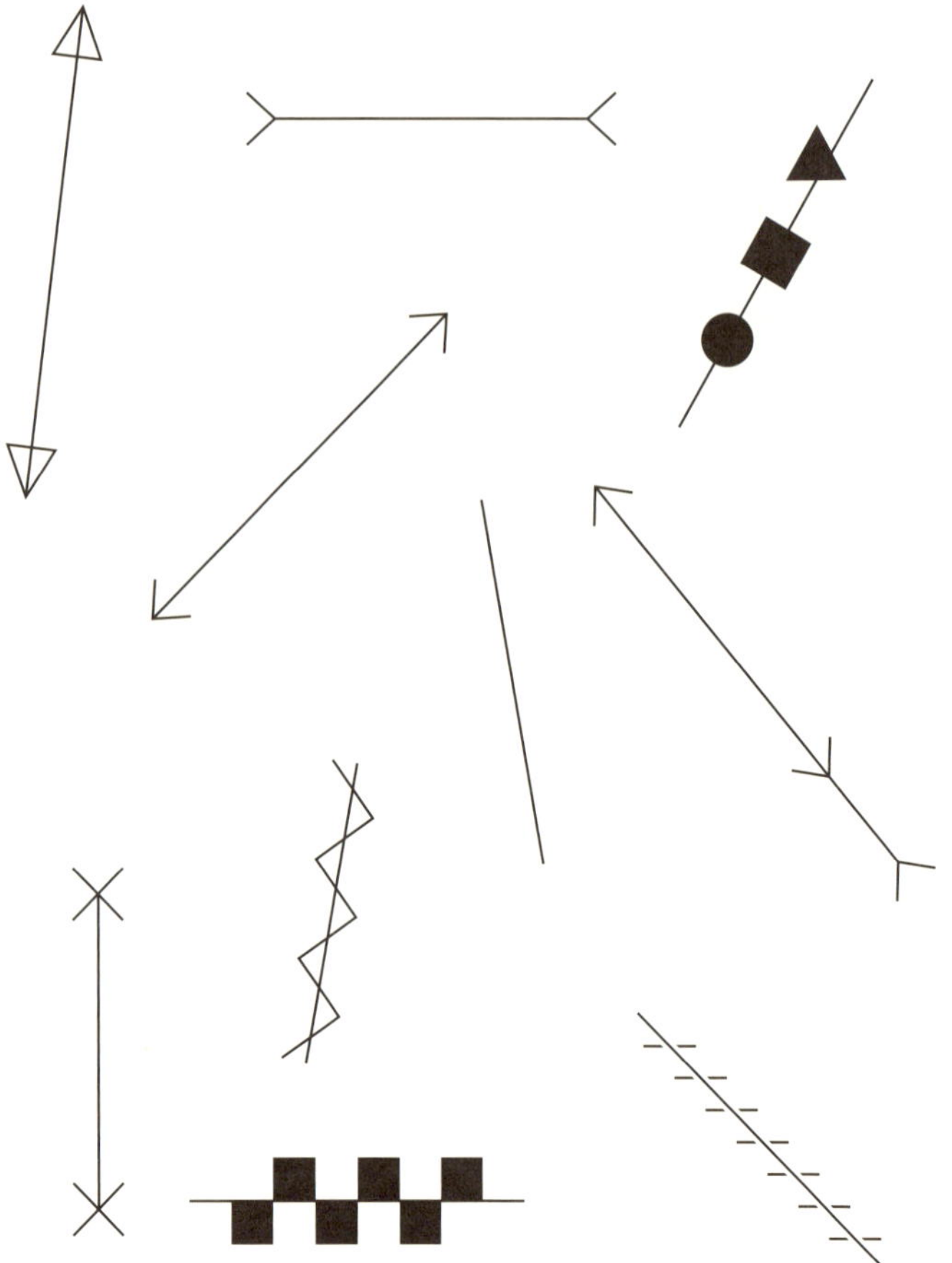

ビジョン瞑想フィットネス18

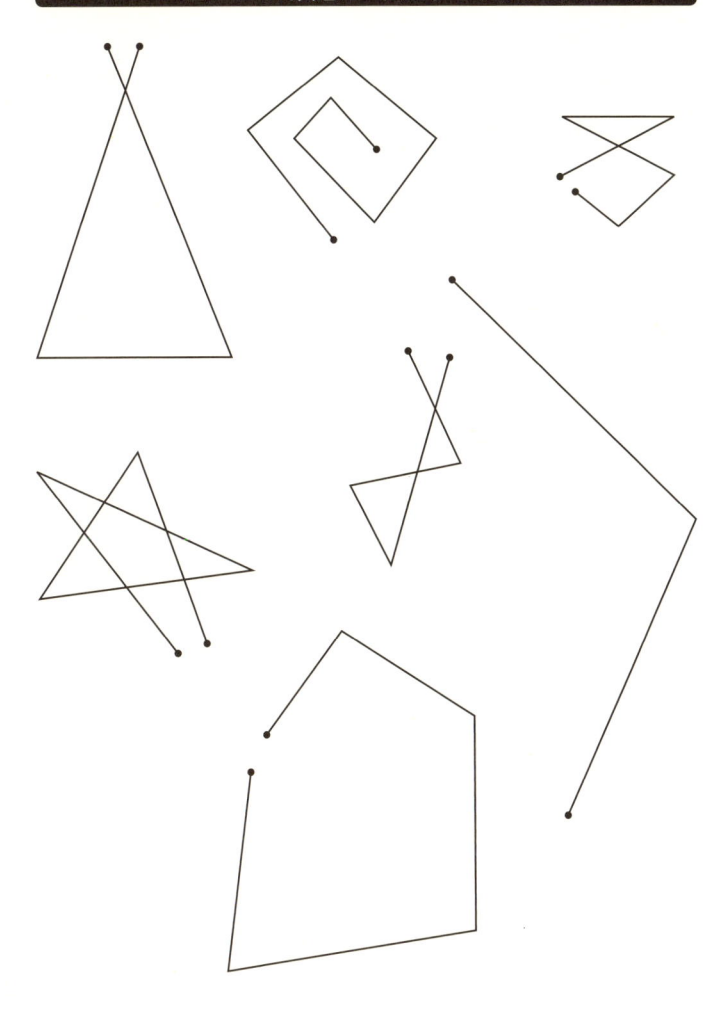

ビジョン瞑想フィットネス19

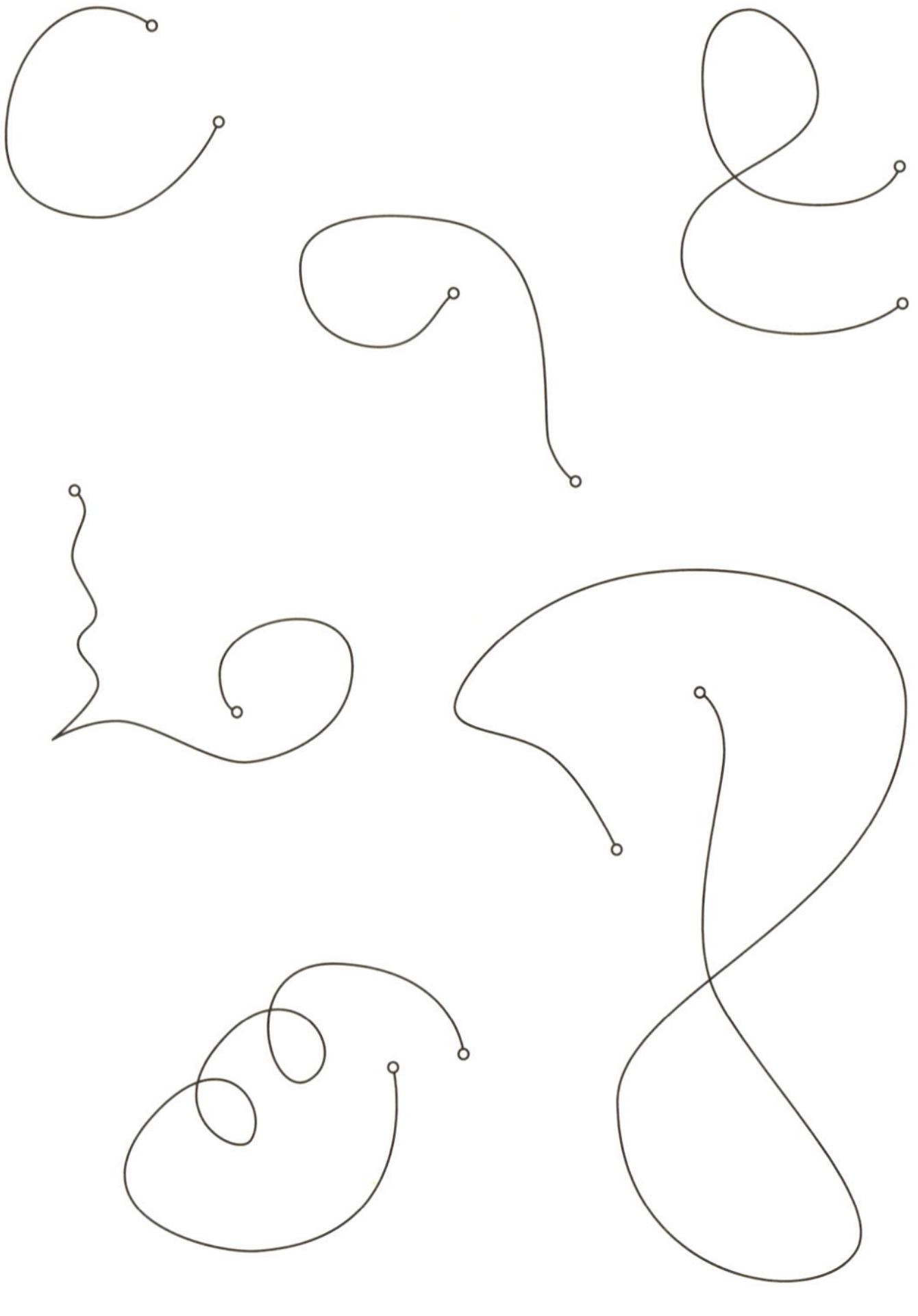

「わかっちゃいるけど答えられない」ということがよく起きます。脳ではわかっているのに表現できないのです。

中川メソッドの一つにスポーツ・ビジョンがあります。プロ野球の選手・プロゴルファー・カーレーサー・競艇の選手などを教えています。運動神経は、目と脳の見る力が基本となっています。即効性があります。

今一番やりたい人物は、イチロー選手です。ここ最近成績がよくないのは、年齢とともに見る力が落ちているからです。40歳前後で野球選手が引退するのは老眼による見る力低下です。聞くところによると、視力もかなり低下しているようです。見る力を再生すれば、まだまだできます。少し運動神経が鈍くなっただけです。

勉強も運動神経と同じで、野球の成績が上がるように勉強の成績も上がります。

《ビジョン瞑想フィットネス20：算数瞑想》

１１５ページに加減乗除の計算式が載っています。この計算を素早く行い、図の中から答えを選び出し指で指し示します。計算をするところから指で指し示すまでの時間が反射です。

なるべく早くできるようにしましょう。ただし、焦ったりあわてたりしないで行ってください。自分にストレスをかけてはいけません。ストレスをかけないで反射を速くする瞑想です。

《ビジョン瞑想フィットネス21：八方向指示瞑想》

116ページ図に矢印が書いてあります。まず、矢印を見てその反対方向を素早く指で指し示します。次に、90度右方向・270度右方向・90度左方向・270度左方向でも行ってみてください。スピードアップが脳のキレをもたらしてくれます。

《ビジョン瞑想フィットネス22：運動瞑想》

117ページに8個の図形が適当に並べられています。●は首を右に倒す、○は首を左に倒す、◎は首を大きく回します。△は右肩を上げる、▼は左肩を上げる、▲は両肩を上げます。◆は右手で左ひざを叩き、◇は左手で右ひざを叩きます。

このように各図形に関連した動作があります。図形を左上から右に順番に見ていき、目に入った図形の動作をすぐに行いましょう。見た情報を脳に送り、すぐに行動を起

ビジョン瞑想フィットネス20

① 1 × 1 =	② 3 + 3 =	③ 16 ÷ 4 =
④ 15 + 9 =	⑤ 63 ÷ 9 =	⑥ 9 − 8 + 15 =
⑦ 4 × 6 =	⑧ 32 + 4 =	⑨ 7 × 12 =
⑩ 9 ÷ 3 + 22 =	⑪ 8 + 7 × 6 =	⑫ 45 − 3 =
⑬ 3 × 10 =	⑭ 20 + 34 =	⑮ 4 × 12 =
⑯ 29 + 48 ÷ 4 =	⑰ 66 − 32 =	⑱ 66 + 32 =
⑲ 3 × 3 × 3 =	⑳ 7 × 8 − 47 =	㉑ 5 × 3 × 4 =

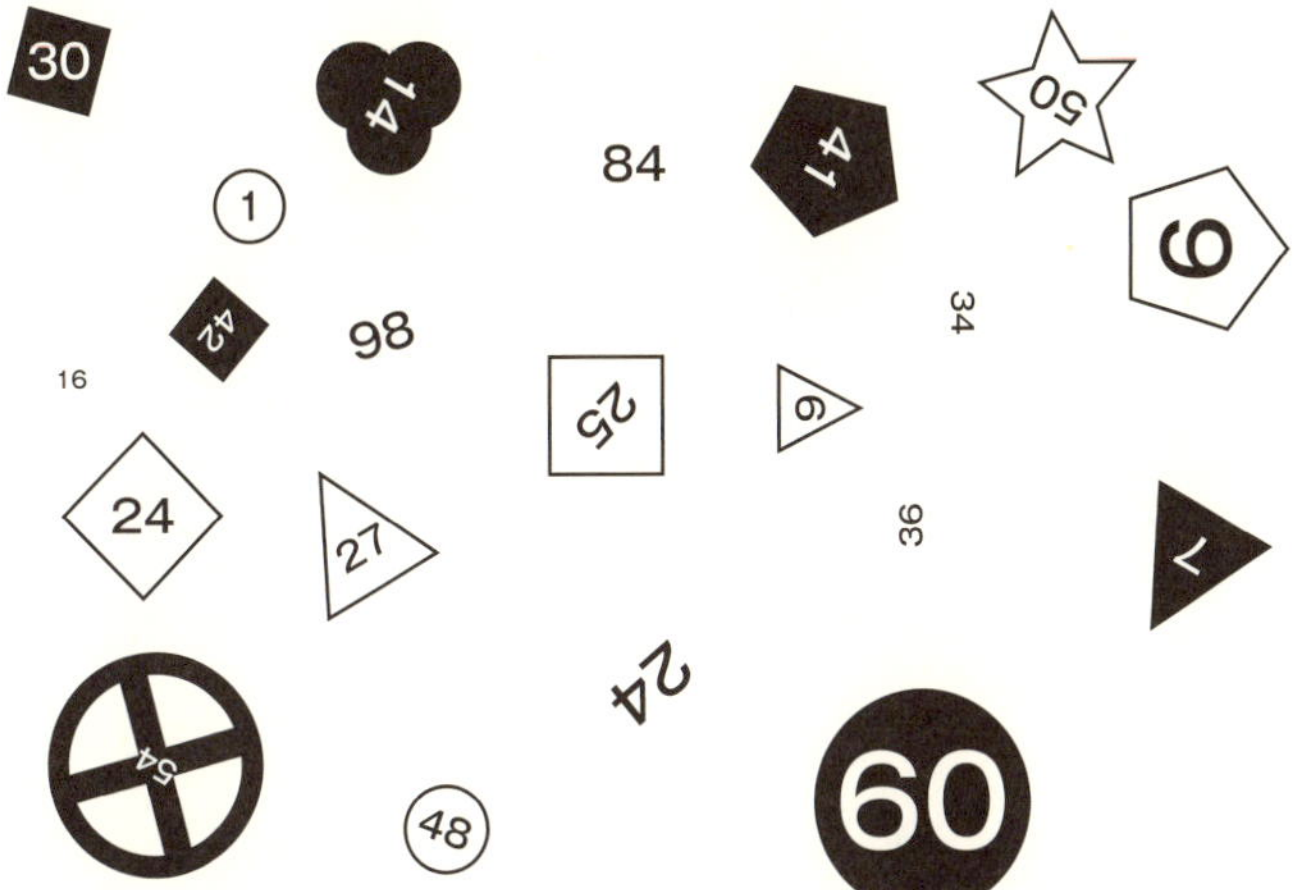

ビジョン瞑想フィットネス21

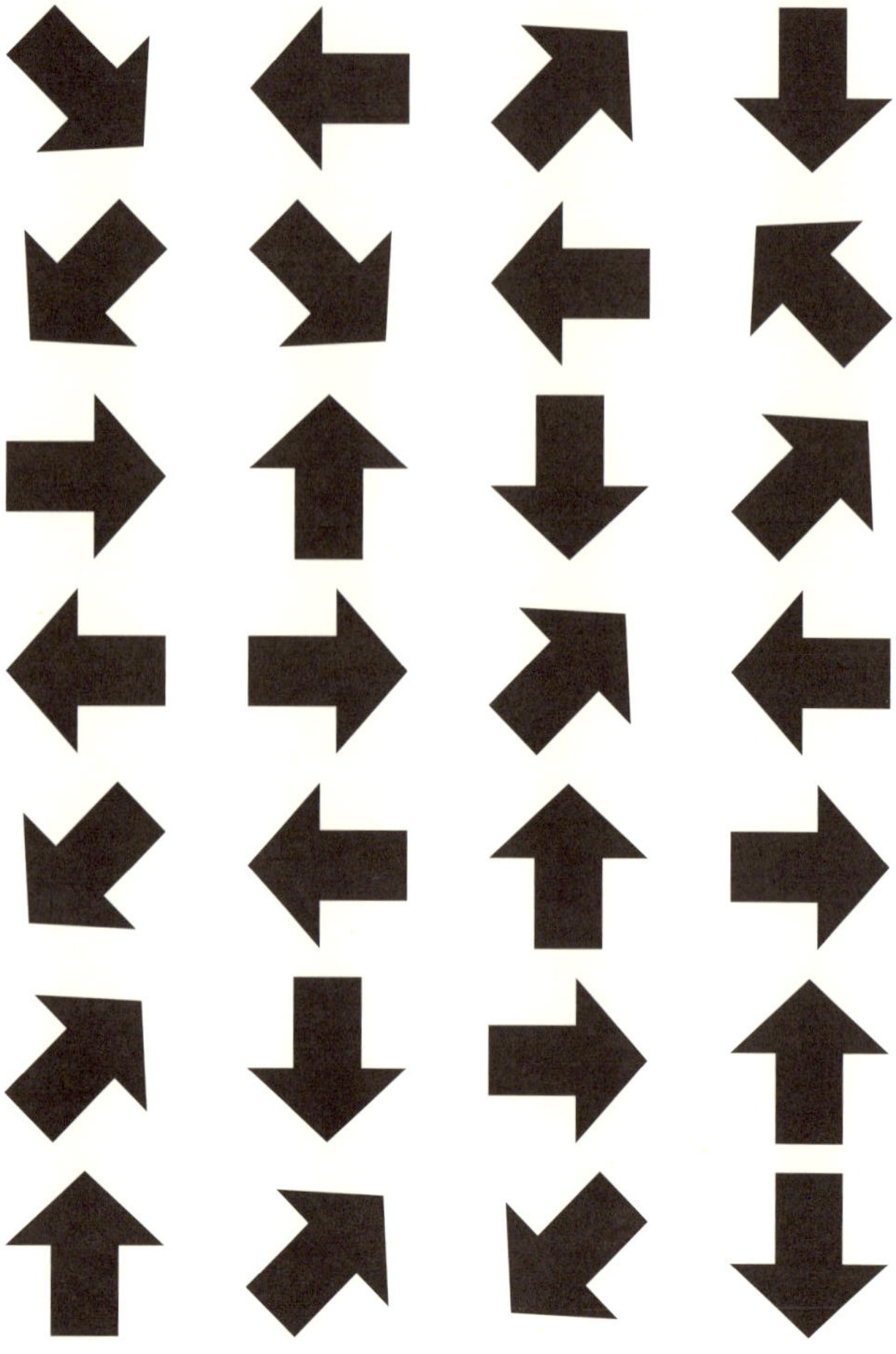

ビジョン瞑想フィットネス22

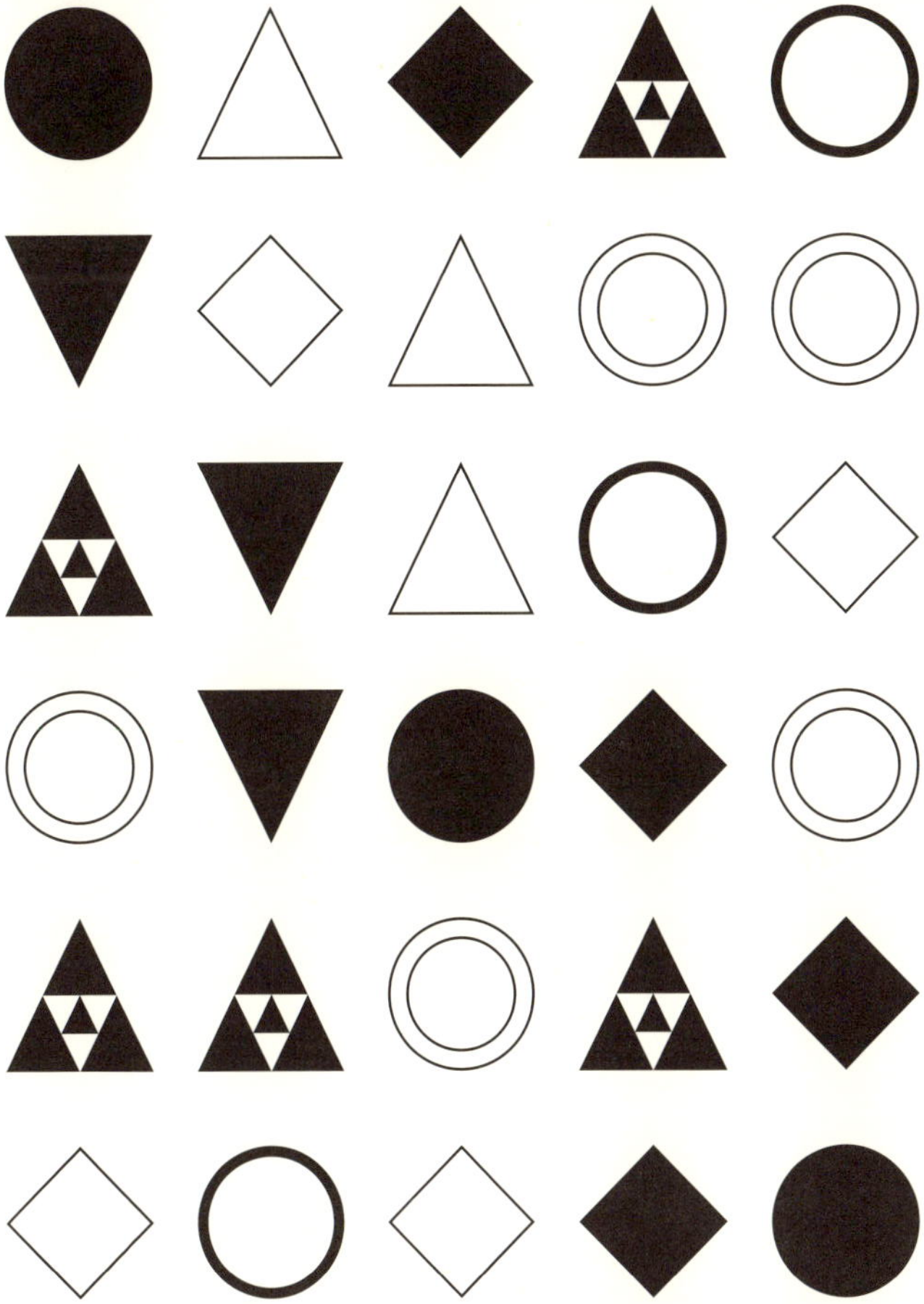

最後に大きく伸びをしましょう！

こすトレーニングになります。

周辺視野を拡げ考える力をアップする

勉強をするときには、一瞬にして多量の情報を処理しなければいけません。そのためには、多量の情報を目から脳に送り込む必要があります。

目が情報を収集する場合、中心（1％）より周辺からの情報（99％）の方が圧倒的に多いのです。情報量の多い周辺視野が狭まると、見えるものも見えなくなります。また、周辺視野を見る力が低下すると、脳へ伝わる情報量も減り、脳に行く刺激が減ります。

目は心の窓です。視野が狭くなると心も縮こまり、常識の枠の中でしか考えられなくなり、頑固になる傾向もあります。

周辺視野とは、中心以外の周辺の状況を把握する力です。文章を素早く読み、内容を素早く理解するためには一瞬にして多量の情報を目から脳に伝えなければいけません。周辺視野を拡げるだけ拡げておく必要があります。

ゆっくり首を上下させて上を見たり下を見たりしましょう。

上を向けば、向くほど視野は拡がります。反対に、下を向けば向くほど視野は狭まります。パソコン作業や勉強で首をたれて前傾姿勢していませんか？

そうすることで、自ら視野を狭めてものを見ています。情報量が少なくなっています。情報量が減ると、考える幅が狭くなり、アイデアがわきづらくなります。応用問題に対応できません。色々な角度からの見方ができなくなります。

《ビジョン瞑想フィットネス23：視野拡大バランス瞑想》

１２１ページの図を目の前15センチの所に置きます。真ん中の黒い点を見たまま8方向がどこまで見えるかチェックしておきます。見える範囲のバランスが崩れ、いびつな視野になっていませんか？

次に、上から始め、徐々に「上が見える！」と意識を拡大して行きます。すると次第に見えなかったところが見える様になります。この意識拡大作業を8方向ともに行います。視野のバランスが整っていきます。

《ビジョン瞑想フィットネス24：なめらか視野拡大瞑想》

１２２ページの図の中に曲線的に数字が並んでいます。先程の直線と違いなんとなく全体が見えそうな気になります。日常生活の中では動きながらものを見ますのでなめらかにものを見ています。この動きに合った視野の拡大瞑想です。

中心の黒丸を見ながら、どこまで視野が拡げられるか試しましょう。

ビジョン瞑想フィットネス23

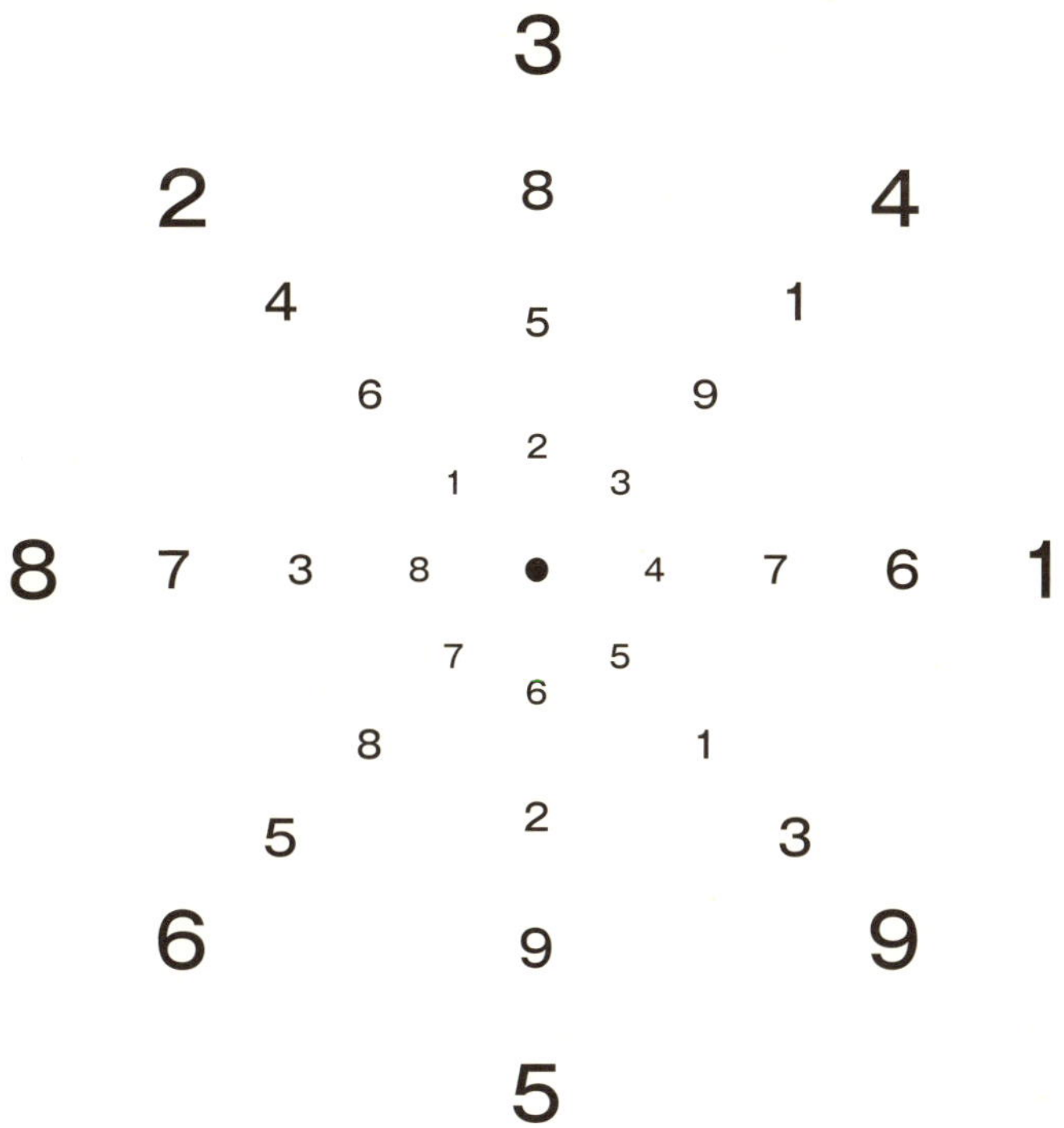

ビジョン瞑想フィットネス24

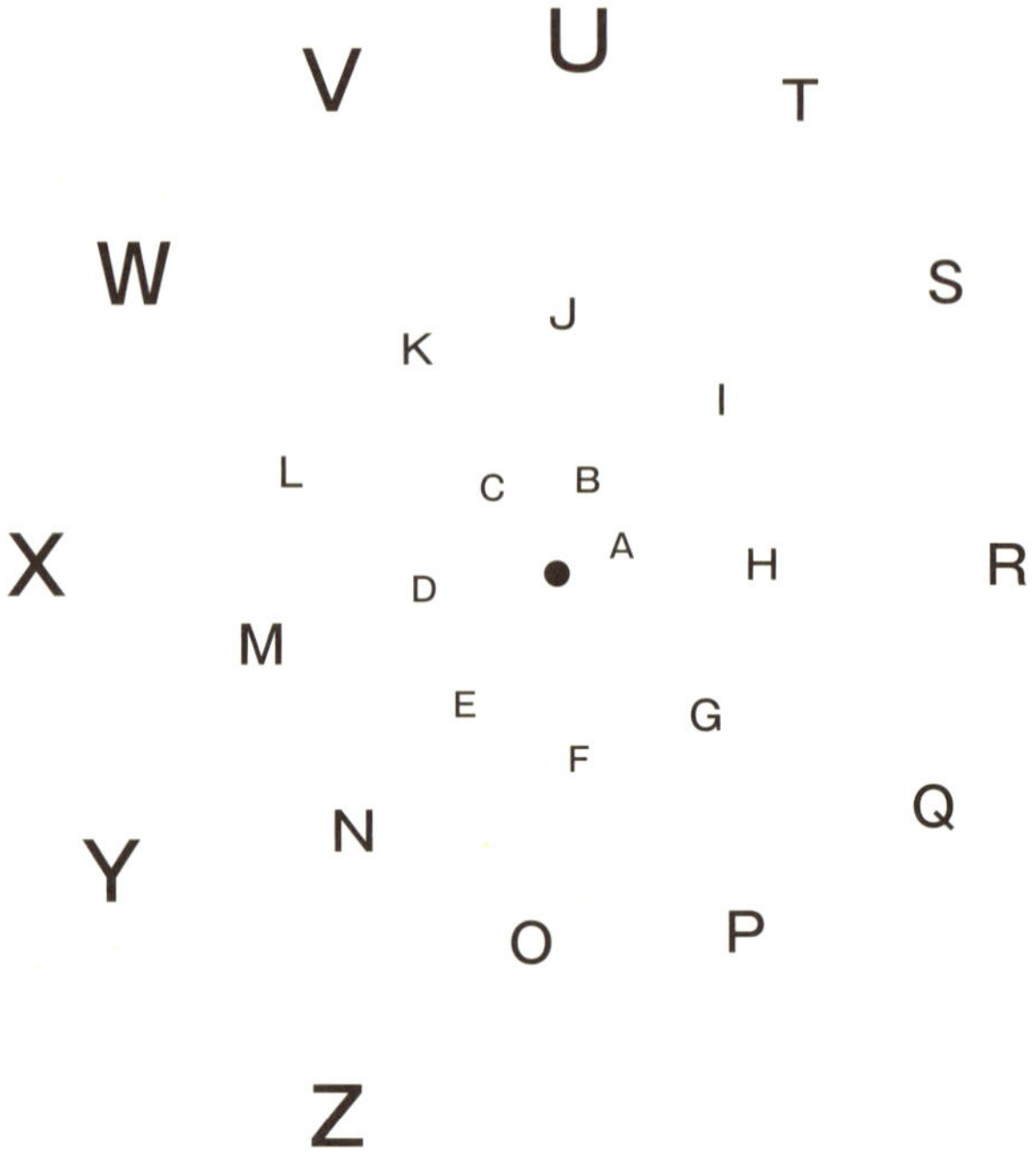

フィットネス 17、18、19 答え

ビジョン瞑想フィットネス17

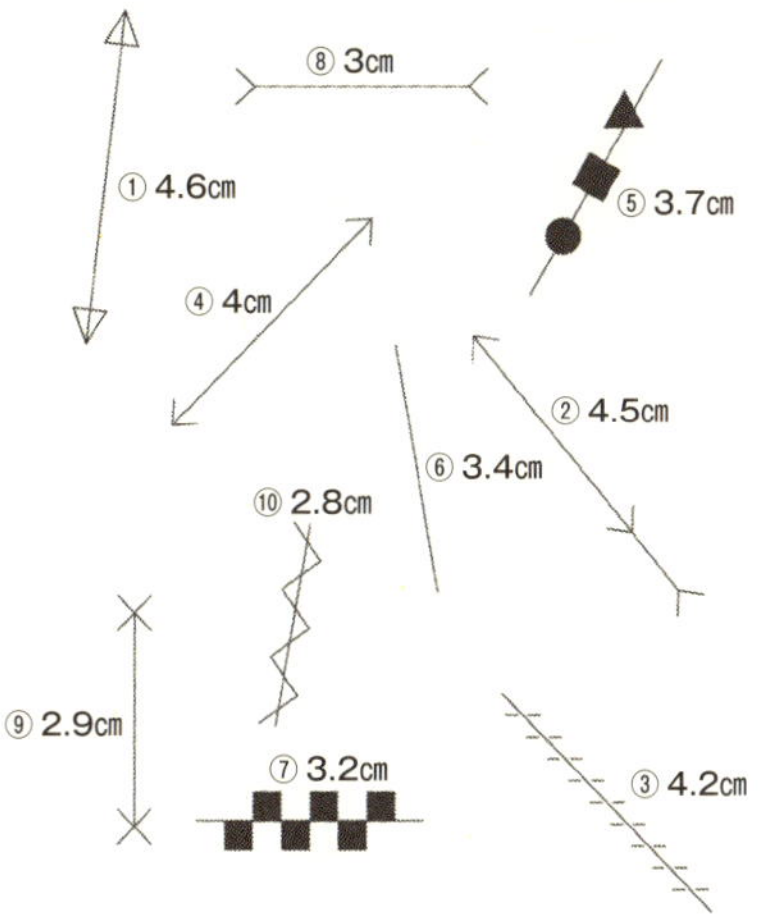

ビジョン瞑想フィットネス18

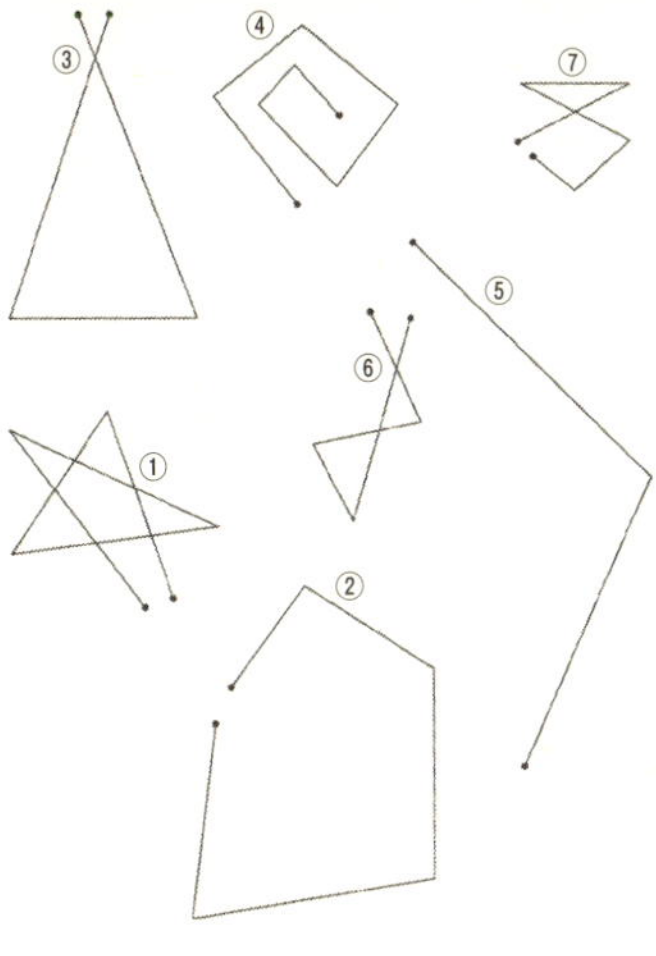

ビジョン瞑想フィットネス19

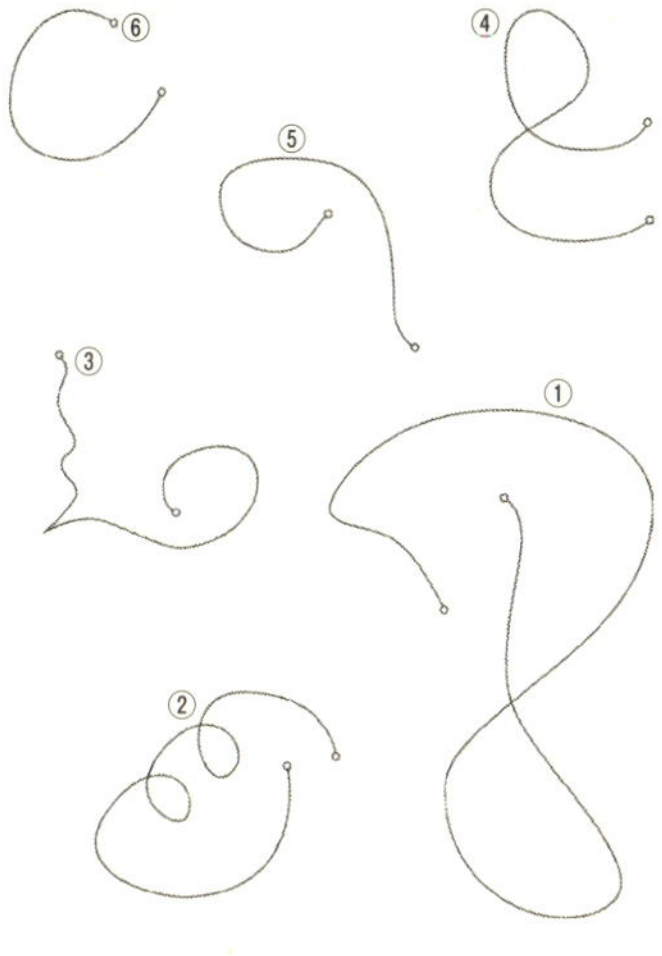

第3章　脳の「見る力」を鍛え勉強する技術

脳を使う技術① 脳はリラックス状態でフル回転

勉強に関する質問で多いのは、スタートするにあたっての準備のことです。「○○を勉強するに当たり、本・教材・専門学校・通信教育・先生などよいものがあったら教えてください」というものです。

答えは、「準備は一切不要」です。今、ここからスタートする気持ちだけで充分です。自分の脳が偉大なる先生です。「You have the great power in your brain.」です。外に何かいいものはないかな？　という考えが何かをしなければいけないという緊張感を生みます。何かをしなければいけないという重荷をおろし自然体に戻りましょう。

自分の脳を信じて、今、ここにいて脳をリラックスさせていれば自然によい本・教材・専門学校・通信教育・先生などが集まってきます。

物事を上手くやるには準備が必要だという、今までの常識を捨てましょう！　あれも・これも・どれもやらなければ勉強はできないという思い込みが、脳をがんじがらめにして身動きを取れなくします。あれもこれも必要という足し算発想から、あれもいらない、これもいらない、という引き算発想にして脳の負担を減らしてください。

常識の枠の中で、ああでもないこうでもないと迷っているうちに年を取ってしまいます。このような人がとても多いのです。何もしないまま一生を終えてしまいます。準備はいりません。常識を捨て、今、ここからスタート！

《ビジョン瞑想フィットネス25：常識をぶち破れ》

①1000円札1枚と10円玉1個を用意し、1000円札の上に10円玉をのせてください。（制限時間1分）

②ガラスのコップに水を入れ、1円玉を水の上に浮かべてください。（制限時間1分）

脳が常識を捨てた途端、できそうもないことができだし、不可能と思っていたことが可能になります。どうですか、何か吹っ切れましたか？

脳を使う技術②　あきらめないで脳を使う

脳は気分屋さんです。イヤなことがあり気分が悪いとたちまち働かなくなります。

ビジョン瞑想フィットネス25

1

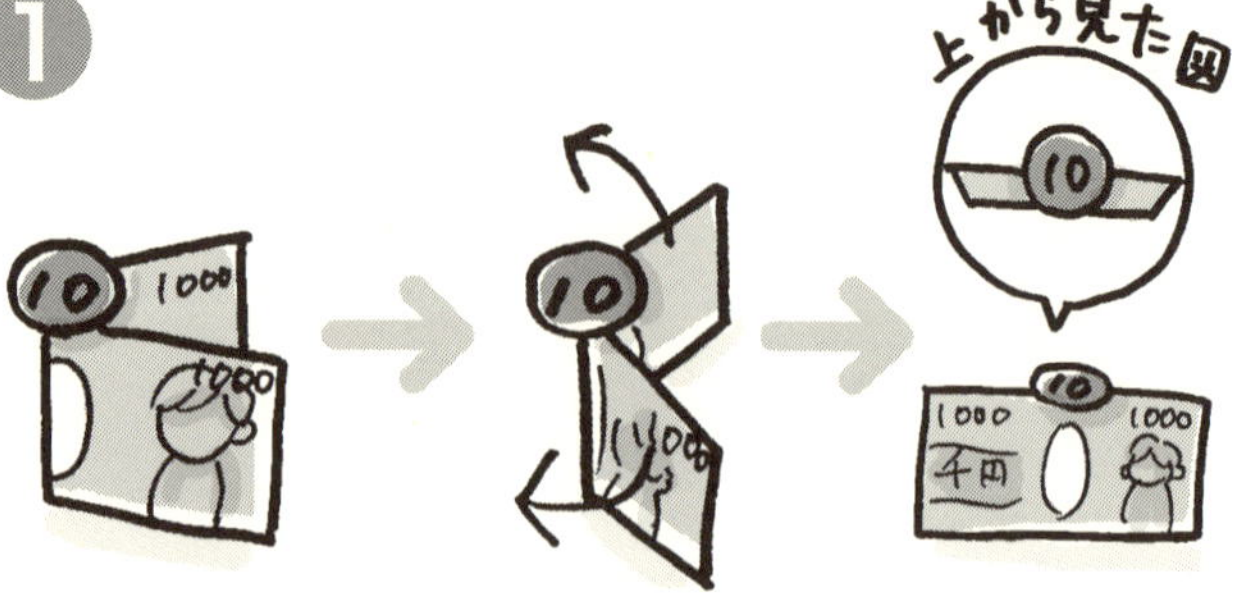

1000円札を半分に折り、その上に10円玉をのせる

10円玉が落ちないように、少しずつ1000円札をひろげていく

2

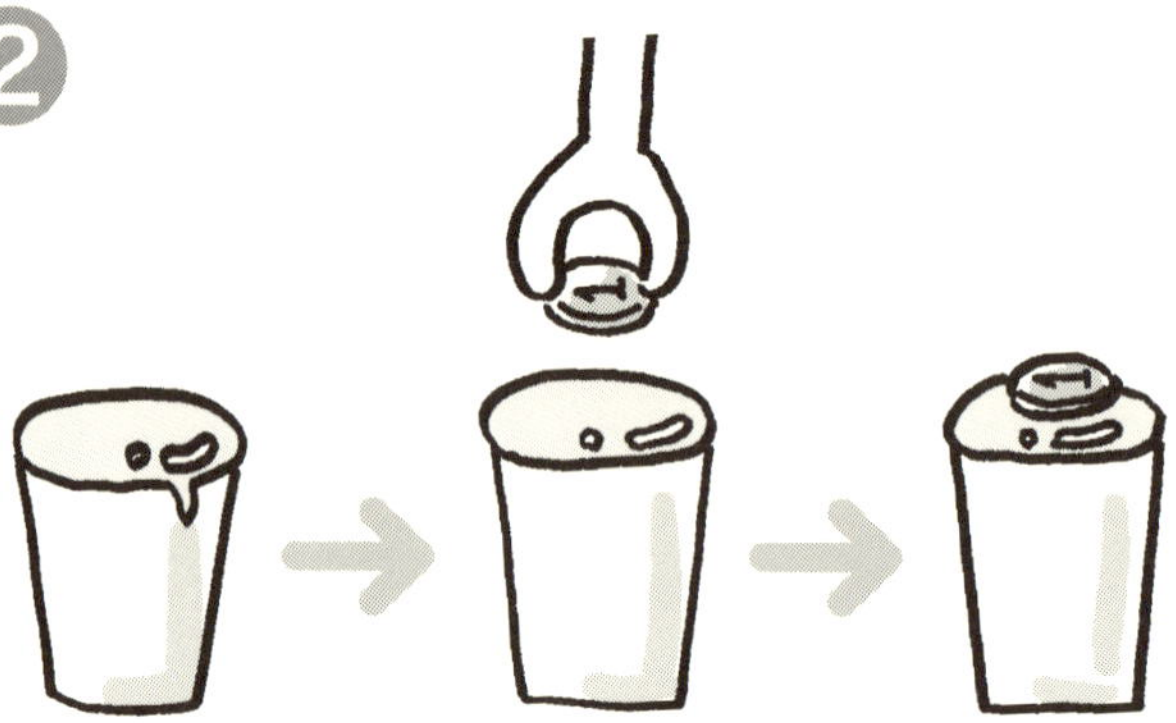

コップのギリギリまで水を入れる

水の上に1円玉を浮かべる

特に、怒られたり怒ったり、悲しんだりして落ち込むと、てきめんに脳は働かなくなり、やる気を失います。

よく考えてみると、人生よいこと半分イヤなこと半分です。このイヤなこと半分をよいことに切り替えれば、人生全部がよいことになり、脳は常によい状態でいられるのです。しかも、都合のよいことに、脳は発生した現実より、その現実をどのように受け取るかが影響するようにできています。

《ビジョン瞑想フィットネス26：あきらめない》

例えば、視力が落ちた時、「視力が下がって大変だ！　見えなくなったらどうしよう。あきらめてメガネを買おう」ではなく、「視力が低下してくれてよかった。視力低下は体が知らせてくれる大事なサインだ。感謝して受け入れ目を休め、鍛えて視力を再生しよう！」と考えれば、視力が落ちたという現実からくるショックを脳に伝えずに済みます。

自分のサインに素直に従うことで、脳もよい状態を保つことができます。

あきらめてしまえば、イヤな気持ちを一生引きずることになり、問題解決することはありません。感謝して受け入れれば、あきらめる必要がなくなり、視力再生することで、視力の本質を極めることになります。視力の本質をあきらかにし、視力再生を極めるのですから、これが本当の、〝あきらめる〟です。

〝あきらめる〟の本当の意味は、あきらかに極めることです。脳がよい状態を保つための言葉です。あきらめないで脳を使いましょう。

脳を使う技術③　脳に一つだけ考えさせる

北海道へ行きながら九州にも行ってください！　どうでしょうか？　迷いが生じませんでしたか。脳はいっぺんに二つのことは考えられないようにできています。しかし、一般的には、二つも三つも方向性の違うことを脳に平気で考えさせています。「あれもしたい、これもしたい」「ああなりたい、こうなりたい」など。そして、どこへも到達せずに悩んでいるのです。悩みの本質は、このような脳の混乱が招いたものです。気づいてしまえば、今すぐ、悩みは解決します。

脳に一つだけ考えさせるクセをつけましょう。欲張ってはいけません。一つ終わっ

ビジョン瞑想フィットネス26

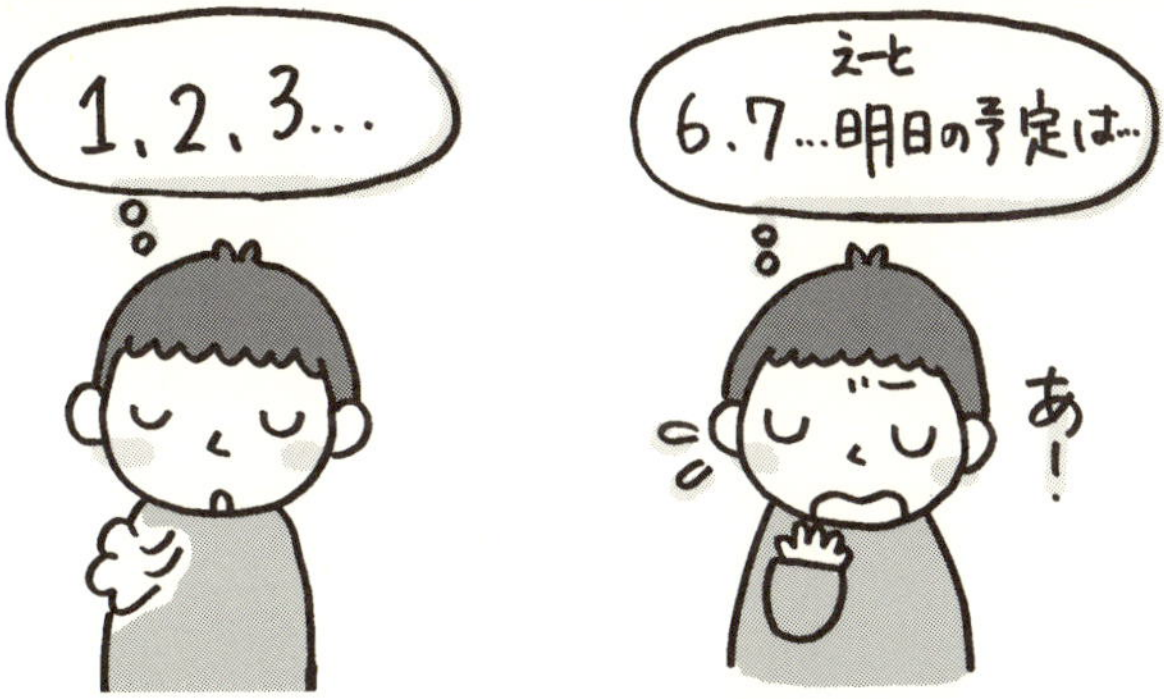

呼吸に合わせて１から10まで数字を数える

途中で別のことが頭に浮かんだら、また１から数える

たら次に進めばよいのです。

ところで、あなたは、何をするために（何になるために）勉強をしているのですか？

《ビジョン瞑想フィットネス27：一つだけ考える》

目を閉じます。息を吸って吐く呼吸に合わせ、数字の1から10まで数えます。ただし、数字のことだけ考えてください。その他のことは考えてはいけません。「お腹がすいた」「この後何をしようかな」「携帯電話が鳴っている」など雑念がわいたら、また、1まで戻ってください。

最初は、なかなか2まで進まないかもしれませんが、やっていくうちに少しずつ数字が伸びていきます。それに比例して、勉強が自然に進むようになります。

脳を使う技術④
脳は素敵なウソが大好き（脳は騙されやすい）

133ページの錯視の図を見てください。まっすぐな線が曲がって見えたり、動いてもいない図が動いて見えたり、見えるはずのない影が見えたりします。一体何が起こっているのでしょう？　脳が都合のよいように想像して見ているのです。見ることは、そのもの自体を見るというより、「見たいように見ている」と言った方が、事実に近いと思います。脳は素敵なウソが大好きです。

目が悪い人が目が治ったと考えたり、成績が悪い人が成績が一番になったと考えたり、営業成績が悪い人がトップセールスマンになったと考えるのですから、素敵にウソをついて脳に気持ちよく騙されてもらうしか方法はありません。変身するときの大切な脳の使い方です。

錯視の図

①

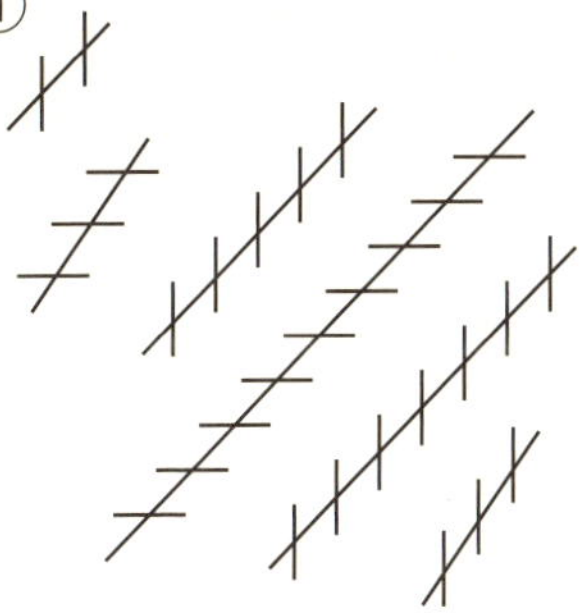

②

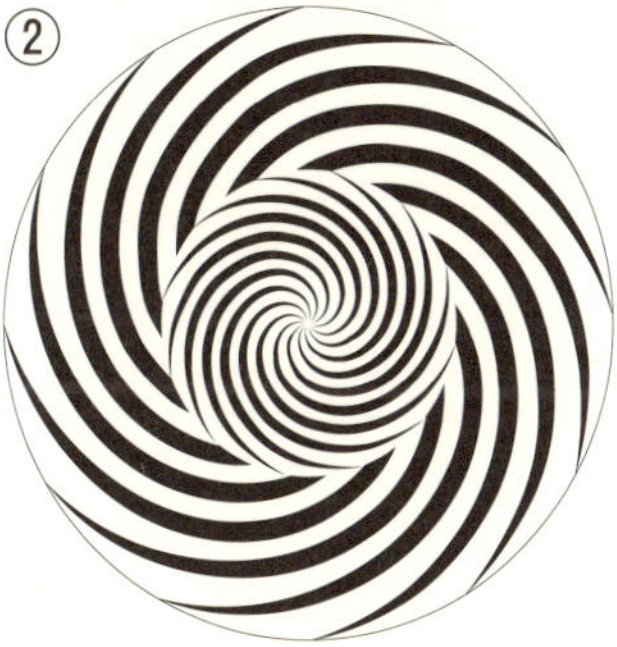

③

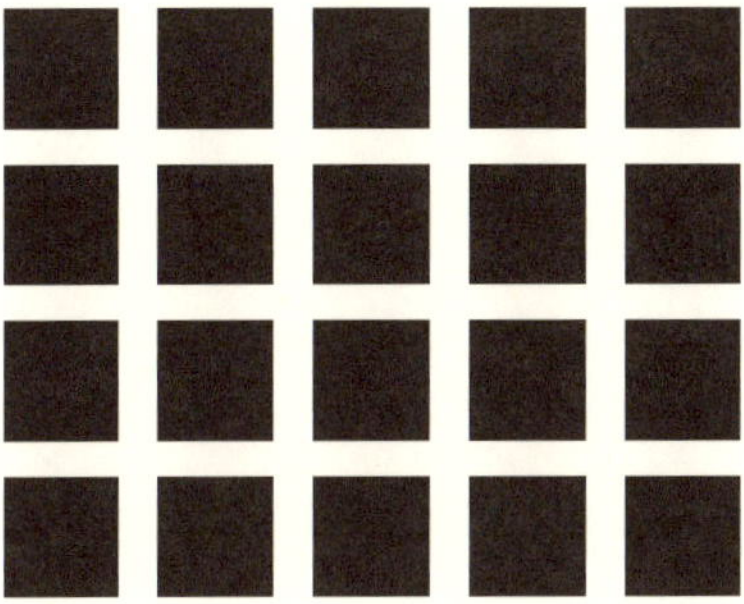

うちではよく、「ウソつきは天才の始まり」と言っています。このやり方で、成績がよくなかった人がトップになった例がたくさんあります。トップに立って振り返ると、成績がよくなかったことはウソだったのではなく、トップになるための芽であったことに気づきます。

この脳の使い方を覚える時に問題なのは、真面目な人です。日本人には、この真面目な人が圧倒的に多いのです。真面目はいつもみじめです。真面目な人は、人からよく見られるために常識の殻をかぶって生きています。よい人であることに満足感を感じていますので、ウソをつくなどもってのほかなのです。

ウソは自分を変えるための手段です。どんどんウソをついて自分を変身させましょう。真面目な人のステップアップは、ウソをつくことから。

《ビジョン瞑想フィットネス28：素敵なウソをつく》

さあ、毎日ウソを10個つきましょう。人をだますためにウソをつくのではありません。自分を変えるために素敵なウソをついてください。「成績トップをとるぞ！」「いい男になるぞ！」「美しくなるわ！」「簡単にヤセてみせるわ！」などです。

ウソも繰り返すと上手くなり、勘どころがわかり始めます。

こうなったらしめたものです。ウソがスグ現実に変化するようになります。同僚が、「最近できるようになったな」とか、「最近ヤセました？」など、向こうからウソの結果を教えてくれます。それこそ、ウソは天才の始まりです。

脳を使う技術⑤　脳の食べ物は夢や目標

あなたの夢や目標はなんですか？　と聞くと、「わかりません」とか、「ありませ

ビジョン瞑想フィットネス28

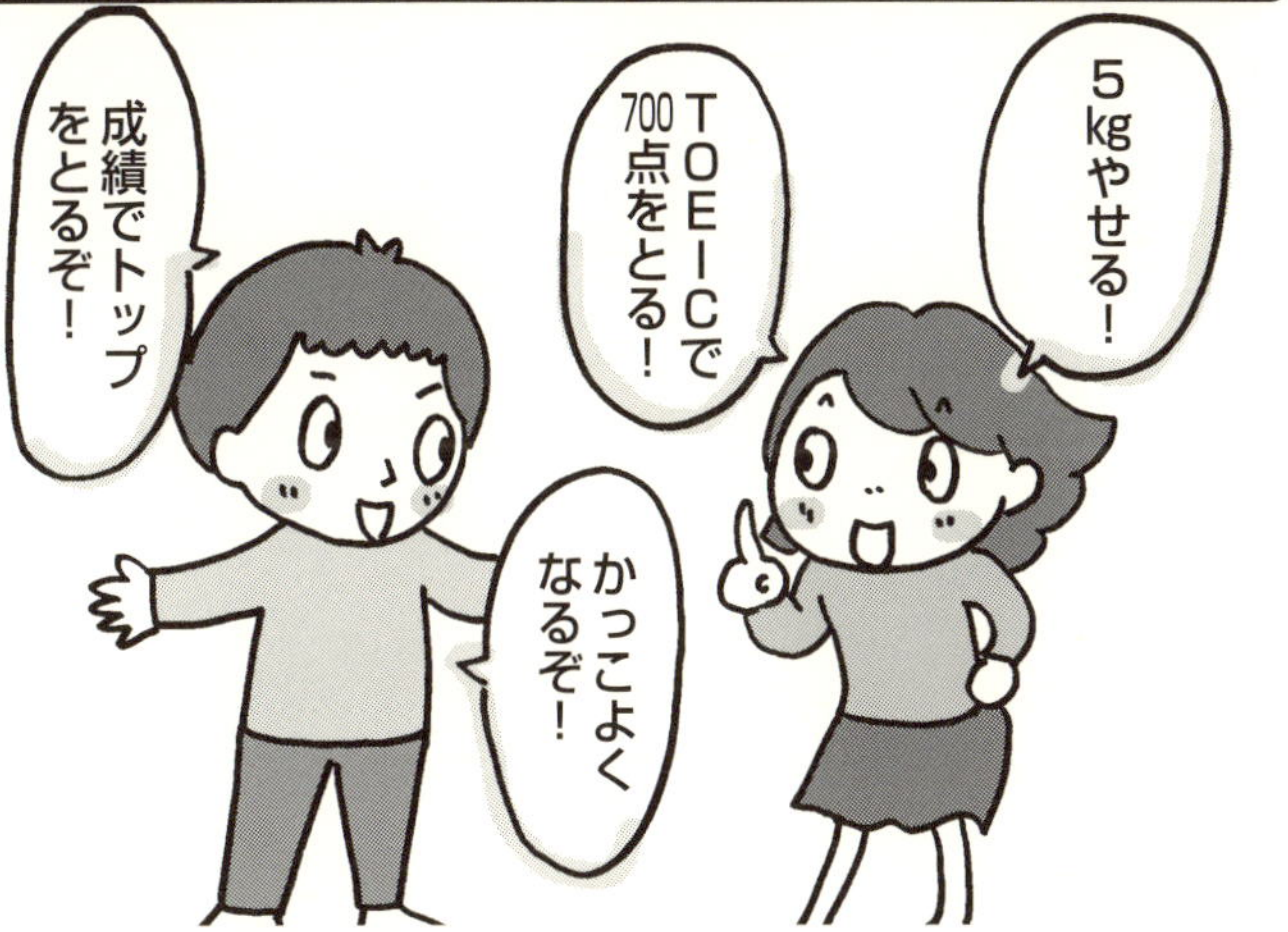
5kgやせる！
TOEICで700点をとる！
成績でトップをとるぞ！
かっこよくなるぞ！

ん」と答える人がほとんどです。

あなたは、何のために勉強するのですか？　資格を取るため、試験に合格するためかもしれません。

では、何のために資格を取ったり試験に合格したいのですか？　その先が、夢や目標になります。腹が減っては戦はできません。脳も同じです。そして、脳の食べ物は夢や目標です。

あなたの当面の目標は資格試験に合格したり・ＴＯＥＩＣ・ＴＯＥＦＬで高いスコアを出すことかもしれません。でも、この他にもたくさんの夢や目標があるはずです。その夢や目標を脳が空っぽになるまで全部書き出してみましょう。

今考えていることが今の自分です。人に聞かなくても今の自分が見えます。将来どんな仕事がしたいか、どんな人間になりたいか、見たいこと、行きたいところなど思いつくままに何でも紙に書き出してみましょう。

今考えていることが今の自分です。人に聞かなくても今の自分が見えます。将来どんな仕事がしたいか、どんな人間になりたいか、見たいこと、行きたいところなど思いつくままに何でも紙に書き出してみましょう。

なぜこんなことが必要かというと、目標や夢がないとやる気が起きないと同時に、

なぜこんなことが必要かというと、目標や夢がないとやる気が起きないと同時に、

あなたを支配している潜在意識もそっぽを向くからです。

あなたを支配している潜在意識もそっぽを向くからです。

人間は、夢や目標を実現するために生きていることを忘れないようにしましょう。

人間は、夢や目標を実現するために生きていることを忘れないようにしましょう。

《ビジョン瞑想フィットネス29：目標設定と優先順位づけ》

夢や目標がなければ、集中力・記憶力・想像力・やる気などが働きません。自分が何をやりたいのか紙に書き出してみると、自分の意志が明確になり、計画も立てやすくなります。人生のあらゆるシーンで活用できます。

1. 紙に自分の夢や目標を書き出します。「こんなことできるかな？」「こんなこと恥ずかしいな？」なんてことは考えずに、思いつくまま、考えつくままにすべて書くことがポイントです。今までは、親や教師や指導者に「君は〇〇が向いているよ」と言われ、その気になって勉強していたかと思います。ここで、初めて、自分の意志に気づき本当の自分に気づくはずです。

2. 全部書き出したら、形あるもの（有形）と無いもの（無形）、1年以内にできるもの（短期）とできないもの（長期）に分けます。つまり、短期有形・短期無形・長期有形・長期無形の四つに区分けします。ここで、自分のクセに気づいてください。やたら、短期目標ばかりだったり、形あるものばかりに興味の対象があったりします。まず、そのままの自分を受け入れ認めると同時に、不満が出てくれれば、さらに夢や目標を付け加えてもよいです。

3. 四つに分けたものの中から、それぞれ最も重要なものを一つずつ選びます。以下、2番目に大切なもの、3番目に大切なもの、というように優先順位をつけます。自分が何を大切に考えているかがハッキリします。

4. 全て終わったら、優先順位1番から順に表にします。（自分なりの表で結構です）

5. この表をもとに、計画を立てます。

人に言われて立てた計画ではなく、自分の心の奥にしまってあった夢や目標ですから、納得がいき潜在意識が働きやすくなります。

第4章　「見る力」で潜在意識を活性化し思い通りの結果を出す

集中すると感覚も思い通り

学校や社会で教わることができない大切なことが山ほどありますが、その中でもとりわけ大切なのが、「集中力」です。集中できないことには、思い通りの結果は出せません。集中力で感覚さえも変えられます。勉強ができる感覚を作り上げてしまえばよいのです。

集中力って何ですか？　言葉でわかってもダメ！　体験で身につけましょう。

元々、目と脳と心と体は一つです。各々分けて区別するのは便宜上の話です。目で見たものを集中して脳に伝え、脳で考えたことを集中して心に伝え、心が感じたことを集中して体に伝えるのです。このことに何の疑いもありません。

この時、集中力が途切れると、各々がバラバラになり、すっきりとした行動がとれないのです。集中力を使って思い通りの感覚を作りましょう。

《ビジョン瞑想フィットネス30：集中体験（感覚は集中すると思い通りになる）》

手の甲を強く机にぶつけてみましょう。かなり痛いです。

次に、「痛くない！」と集中して同じことをしてみてください。先程より痛みがかなり少ないはずです。感覚は自分で思い通りにできるのです。

自分で勉強ができるようにするには、「勉強ができる！」と考え、そのことに集中しさえすれば、自然に勉強ができる感覚ができあがります。集中力は、思い通りの感覚を作り出します。

集中状態に入るには、まず「できる思考」（できると思えばできる）から

もっと自分を好きになり大切にしましょう。そして大切な自分を信じましょう。一度しかない人生です。「自分はダメだ」「何をやっても上手くいかない」「そんなことできるわけがない」などすべて過去のことです。これから「自分はできる人間だ！」と自己暗示しましょう。

ビジョン瞑想フィットネス30

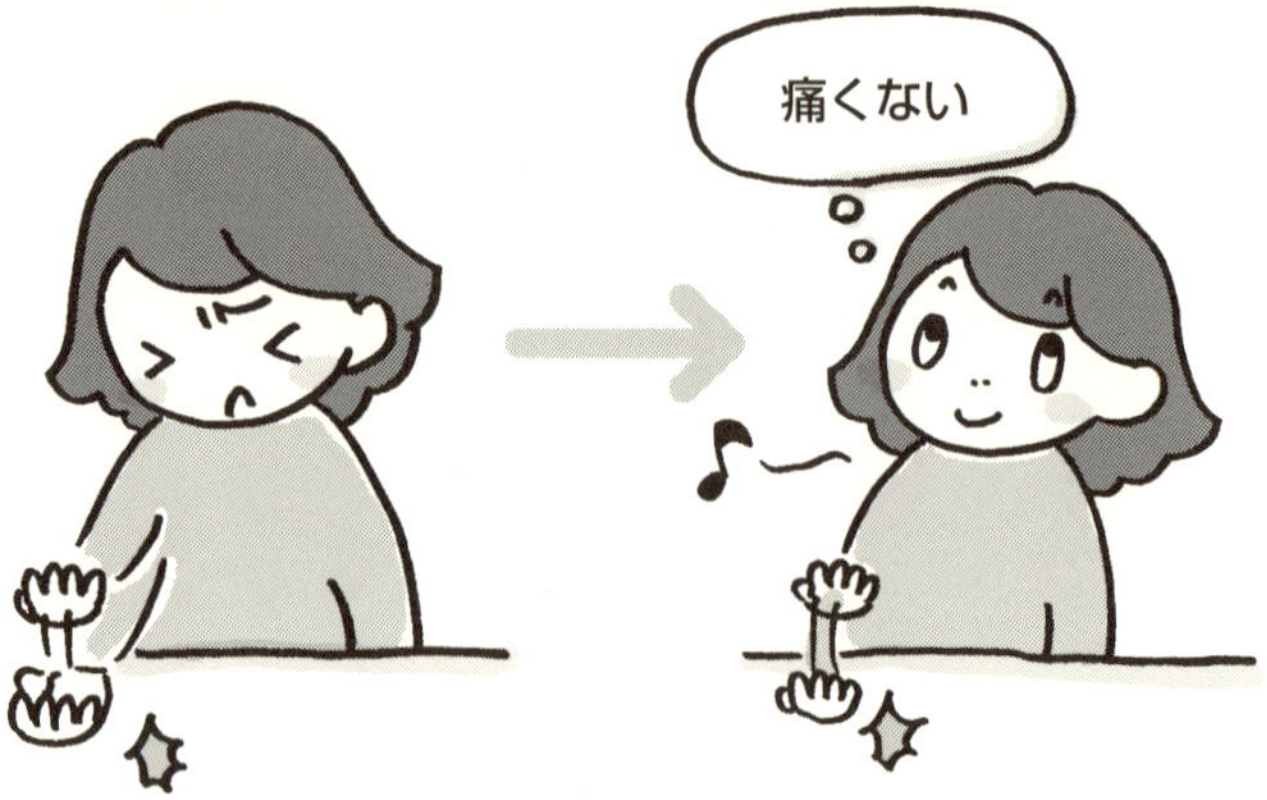

何事も「できる」と考えることで、脳のスイッチはONになります。「できるかな？」とか、「だめでもともと」という考えでは、脳のエンジンはかかりません。このことをまず肝に銘じてください。やる気や集中力や記憶力が全回転し始めます。普段から、「自分はできる人間だ」と思い続けていると簡単にできます。

日本人は、変に謙虚なところがあり、実績が出るまでできると考えないクセがあります。間違っています。謙虚を使う場面は他にたくさんあります。勉強や仕事をするときに使わないでください。

何事もできないと考える人には共通点があります。すぐ、「むずかしい」と考えることです。人間は、むずかしいことにはチャレンジしません。むずかしいをなくしましょう。

隣のパン屋でパンを買うのと、アメリカのパン屋でパンを買うのはどちらがむずかしいのでしょうか？　多くの人は、アメリカのパン屋でパンを買う方がむずかしいと答えます。

しかし、考えてみてください。お金を持って歩いて行ってパンを買う点ではどちらも同じことです。ただ、アメリカに行くには時間がかかり、飛行機代などコストがかかります。

しかし、時間がかかるのも、コストがかかるのもむずかしいことではありません。「面倒くさい」だけです。むずかしいことと面倒くさいことを勘違いしているのです。

面倒くささをなくせれば、むずかしいことは何もありません。何をやってもできるようになります。

《ビジョン瞑想フィットネス31：自己暗示》

自己暗示とは、自分の望む結果を潜在意識の中に入れ込むことです。「自分はできる人間だ」と機械的に暗示を入れ込み、ある一定以上の水準に達すると、「自分はできる人間だ」というイメージが勝手に脳に映し出されるようになります。その時のサインは、何となくできそうな気がしてくることです。

集中力は不可能を可能にする力

集中力塾を31年やってきて驚くことは、集中力とは、「一生懸命にやること」「必死になること」と勘違いしている人が実に多いということです。これでは、緊張を伴い長時間勉強することなどできません。疲れます。よい結果につながるはずもありません。学校や職場で教えないので、長年生きていても知らない人が多いのです。

リラックス状態の中で集中することが必要です。何時間でも疲れないで勉強できます。あっという間に勉強が進み、時間も気になりません。雑念からも解き放たれます。瞑想状態です。

あなたは、リラックスした中で気持ちよく集中できますか?　リラックス集中状態ですと、私＝勉強の状態ですから、それ以外のことは脳に浮かびません。自分が勝手

ビジョン瞑想フィットネス32

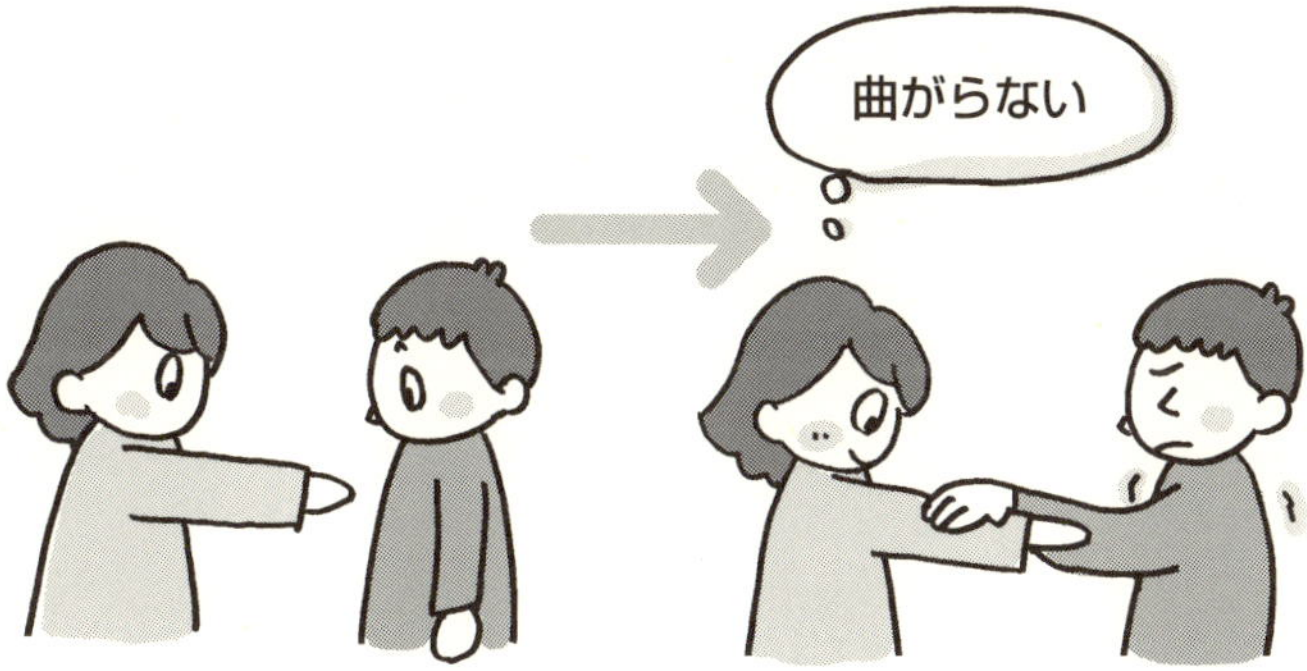

に思い込んでいる壁（上手くいくかな？）や不可能と思っていること（合格できるかな？）が脳から消え、いつの間にか気づいてみたら上手くいき合格していたとなります。

《ビジョン瞑想フィットネス32：リラックス集中は強い》

二人で相対して立ちます。片方の人が、リラックスして腕の力を抜きまっすぐ前に手を出します。そして、「手が曲がらない」ということに集中します。もう一人の人が曲げようとしてどんなに力を入れても曲がりません。リラックスして集中することが、一番強いのです。

瞬間集中と持続集中

例えば、資格試験に合格するには二つの場面が想像されます。

1年間合格に向かって持続的に集中して勉強する場面。もう一つは、試験当日、1年間勉強したことを1~2時間集中し、脳を爆発させて答案を作成する場面。

ゆっくり持続的に集中することと、エイヤア！　と瞬間的に集中力を爆発させるのではタイプが異なります。

ゆっくり持続的に集中するときには、どうしても、「できる！」という考えがぐらつき気味になります。心の状態が反映されやすくなるのです。心はコロコロ変わるから心（ココロ）なのですから、取り合わないようにします。

雑念は、本当の自分ではありません。世間の常識や外部の情報が記憶となり心の中でさまよっているだけです。後で述べる、雑念切りの技法で、「フッ！」と消し去ってください。

瞬間集中を上手くできるようになると、本番にめっぽう強くなります。あがる必要がなくなります。試験だけでなく、人生の各局面でのるかそるかの場面によく遭遇します。せっかく、本番で全力を発揮するために頑張ってきたのに、本番に弱くては何のためにやってきたのかわからなくなります。

持続集中と瞬間集中は、理屈で理解しても実際に活用できません。体験の中で、自分のものにしてください。

《ビジョン瞑想フィトネス33：持続集中と瞬間集中》

1．風船にまち針を立てるフィットネス（持続集中）

アッと驚くような体験を持たないと、人は変わりません。平凡なことを繰り返しても、常識が崩れることはないのです。

集中力は、できそうもないことをできるようにする力ですから、常識を打ち破り不可能の壁を乗り越えるにはもってこいの力です。

ところで、膨らませた風船にまち針を立てることができますか？　こう言っただけで、気の早い人は、無意識的に風船が割れることを想像し両手で耳をふさいだのではないでしょうか。まず、何も考えないで試してください。風船は、割れたと思います。

次に、なぜ風船が割れるかを考えてみましょう。

1.風船にマチ針を立てるフィットネス

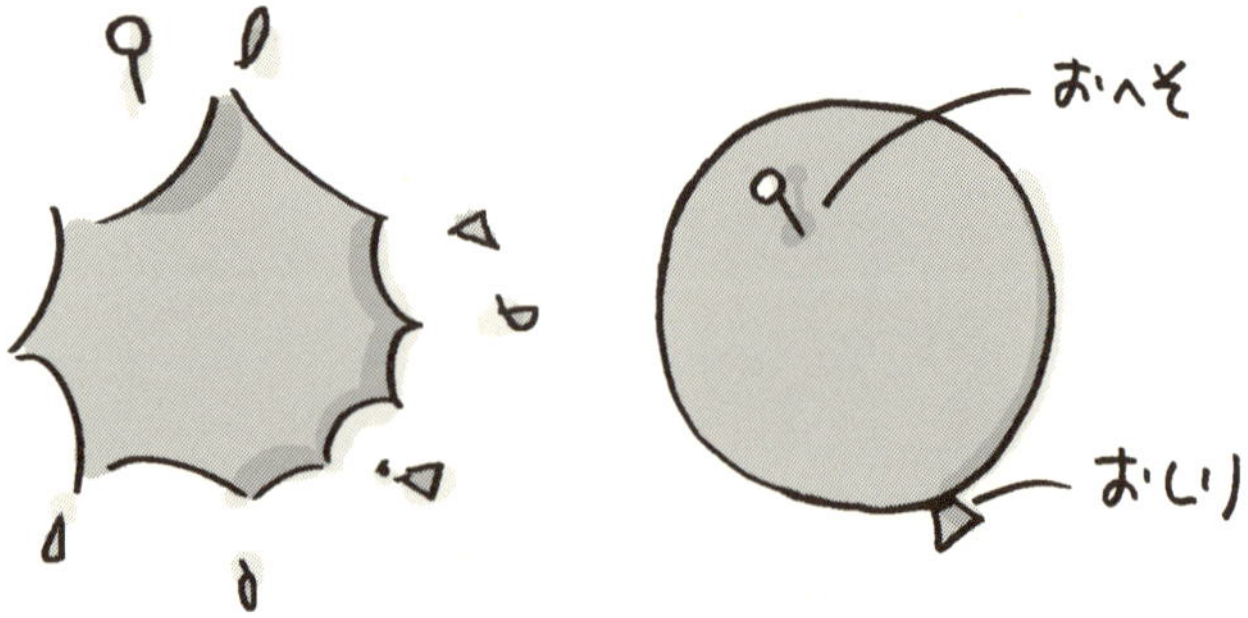

何も考えずにまち針をさすと、船は割れる

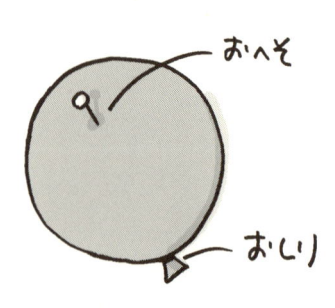

風船のおへそとおしりどちらかに、垂直にさすと風船はわれない

これは、風船から空気が瞬間的に漏れる爆発音です。空気が瞬間的に漏れなければ爆発することはないのです。

では、どこに立てたら、瞬間的に空気が漏れないで済むのでしょう。風船をよく見ればすぐわかります。おへそのところと、おしりのところです。垂直に集中して立てれば、穴の面積も狭く、ゆっくり空気が漏れるので割れることはありません。割れない結果を想像して試してください。できたでしょう。

「見る力」を使って、見ながら考えながらゆっくり集中する方法が、持続集中力です。不可能に見えることでも可能になります。

2.名刺で割りばしを折るフィットネス

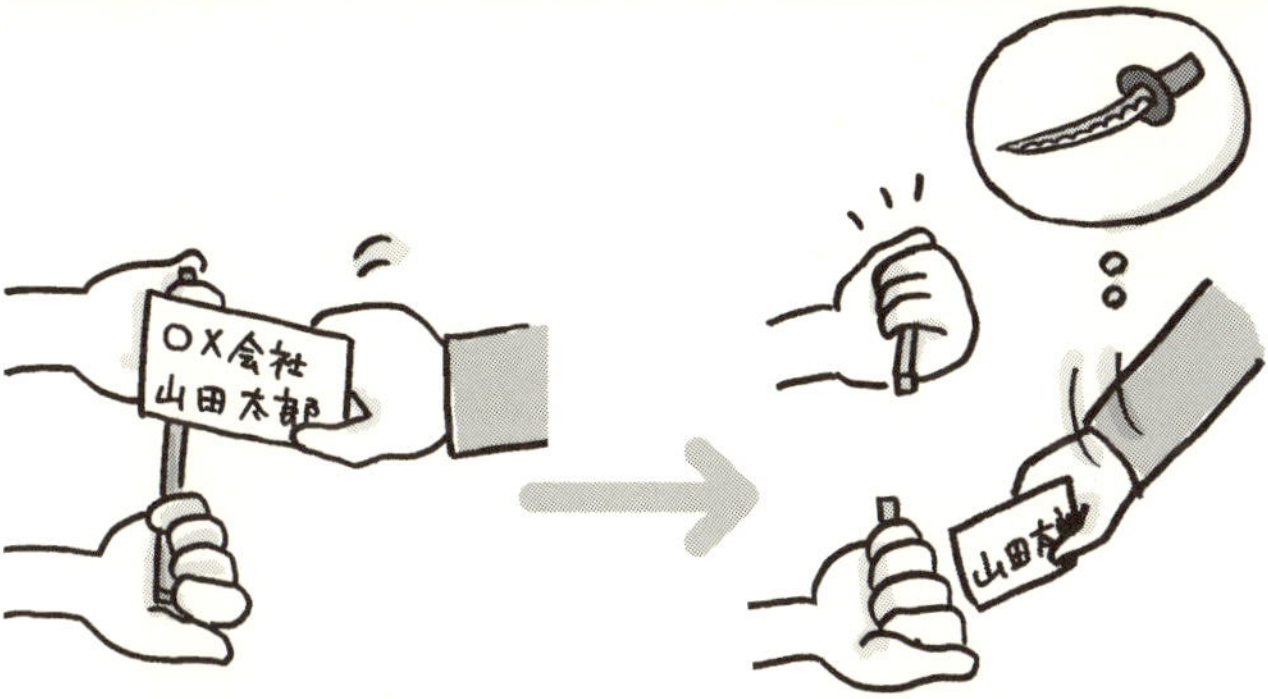

１人が割り箸の両端を持ち、もう１人は名刺をしっかりと手に持ちます

名刺を刀だと思い、割り箸に体重をかける

2．名刺で割り箸を折るフィットネス（瞬間集中）本番に強くなります

本番に強くなりたいという相談は、案外多いものです。人生、一瞬一瞬が予行演習なしの本番ですから、本番に弱いと、人生に弱いことになります。本番に強くなると、本来の才能や実力が発揮でき、いつも、満足な結果が得られます。

名刺と割り箸を用意してください。まず、何も考えないで割り箸の一方を机にひっかけ名刺を手に持ち試してください。割り箸は折れなかったでしょう。

次に、割り箸がなぜ折れるかを考えてみましょう。

名刺は紙で割り箸は木ですから、切ろ

うと思っても切れません。柔らかいもので固いものを切るのですから。

ここで発想を転換し、名刺を刀と考え、刀に体重をかけ割り箸を押し切ると考えてください。簡単に折れるはずです。折れた結果を想像して試してください。できたはずです。

脳の中の想像力の中で折れていますので、後は、結果を得るだけです。集中力を使い、一瞬で結果を出す本番に強くなる集中法です。

不可能と思われることでも、物事の本質を見抜き・発想を転換し・結果を想像し・集中すると可能になります。

3. ストローフィットネス　集中の精度を高める

ストローとつまようじを用意します。ストローの穴につまようじを差し込みます。初めはゆっくり、次第に早くしてフルスピードまで持っていきます。よく見て瞬間に集中し、それを続けるフィットネスです。いつでもどこでも集中できるようになります。この感覚を覚えましょう。

最後に、目を閉じた状態でも同じことをします。集中の精度が高まり、自信もつき

3.ストローフィットネス

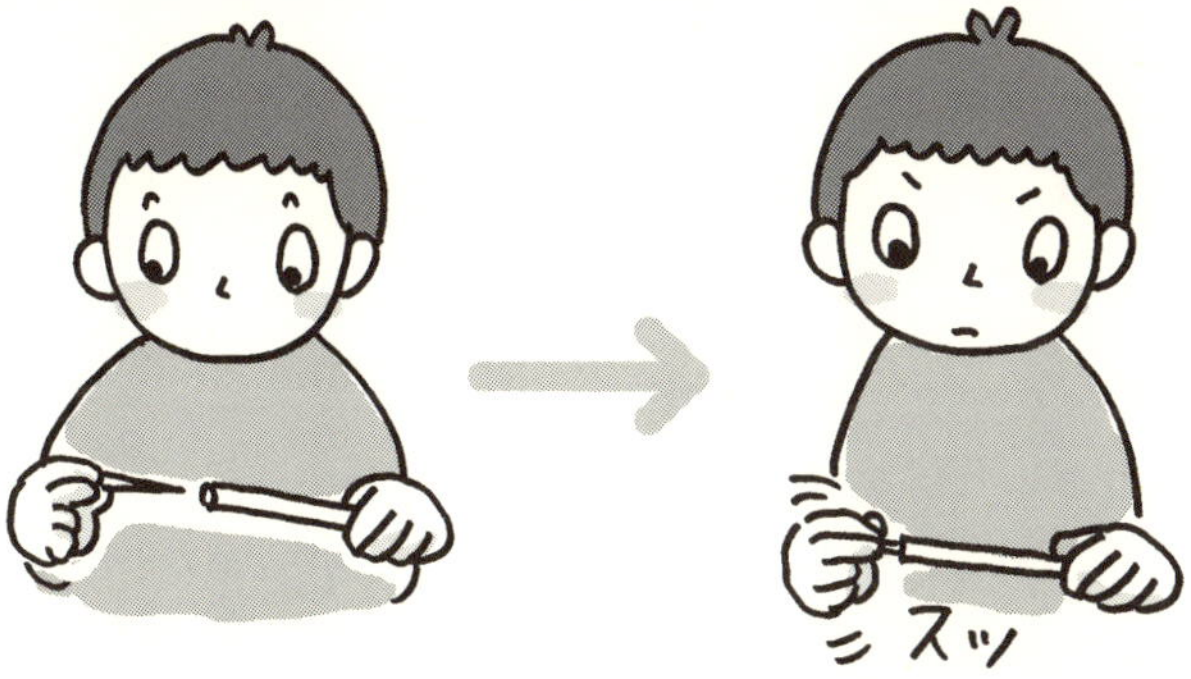

目を閉じた状態でもストローの穴にようじがささるようにやってみよう

ます。

勉強ができるように集中して、潜在意識を動かす

ある考えを持ち、脳にそれを想像し集中すると、潜在意識はその通りに動き始めます。勉強する時にこの感覚を作り出し、「勉強できる！」と考えると、成果や成績は潜在意識が上げてくれます。努力なしの世界です。

《ビジョン瞑想フィットネス34：潜在意識を動かす》

イスに座って目を閉じます。両手を30

センチくらい離して構えます。脳の中で手がつくことを想像し、ただひたすら手がつくことに集中します。そうすると、不思議なことに、少しずつ手が近づき始めます。（※定規を置いてやるとわかりやすい）

次に、手が離れると想像し集中すると手が離れていきます。

この動作を繰り返すと次第に動きが早くなり、手がつく・手が離れると考えたらすぐついたり離れたりするようになります。潜在意識が思い通りに動き始めたのです。この時の感覚をよく覚えておきましょう。

主観的集中力（比較してはいけない）

集中力・想像力・記憶力などの脳内視力を使う時の原則は、主観の世界を冒険する気持ちでやることです。比較してはいけません。

「集中できているのかな」「どこまで集中しているのかな」「いつまで集中するのかな」と考えるようになります。自分の中で集中を比較しないことです。集中できていると考え続けましょう。

ビジョン瞑想フィットネス34

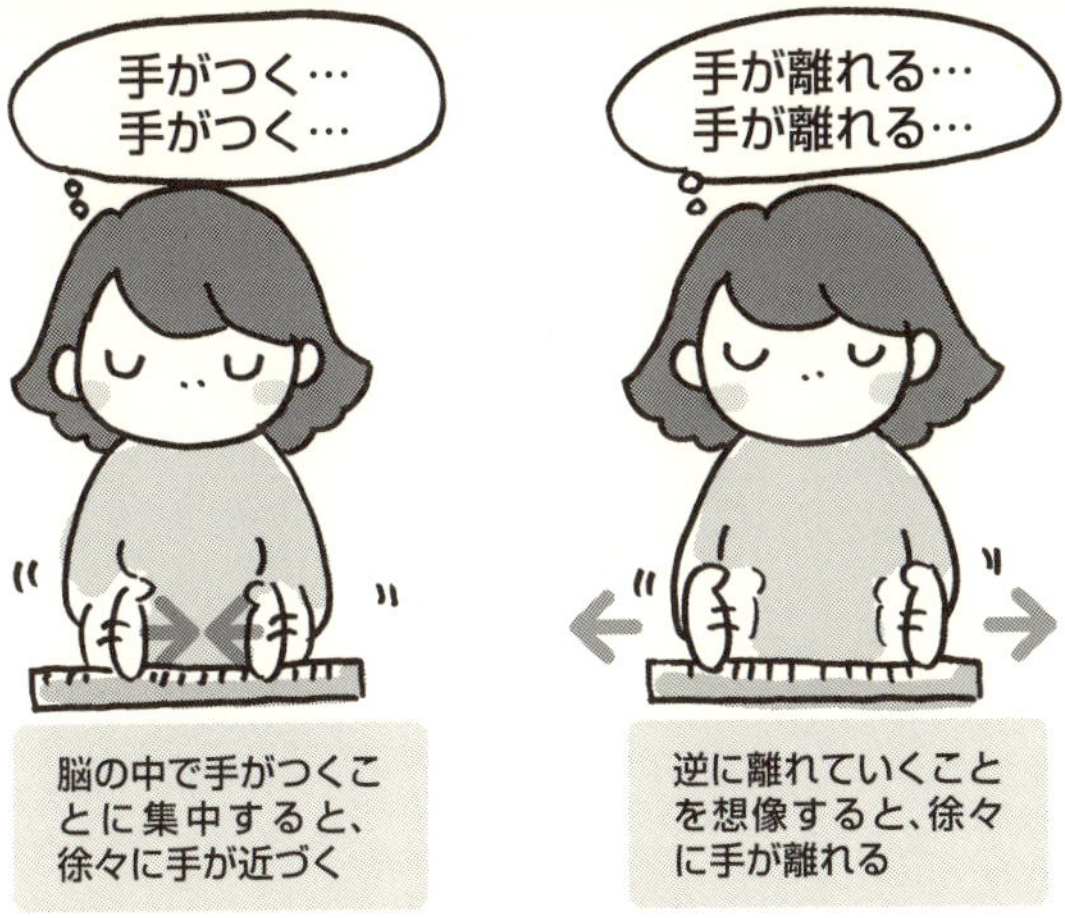
手がつく…
手がつく…
手が離れる…
手が離れる…
脳の中で手がつくことに集中すると、徐々に手が近づく
逆に離れていくことを想像すると、徐々に手が離れる

もちろん、人との比較もいけません。「あの人は集中しているのに私は……」など、もってのほかです。人は人、自分は自分です。この考えを固定して崩さないように。

時間は、始まった時が始まった時、終わった時が終わった時（満足基準）

多くの人は、「時間がない」を連発し、せわしなく毎日を送っています。時間は、あるようでないし、ないようであるものです。

この様なあやふやなものに頼って、

「もう時間がない」「まだ時間がある」と言っても、意味がありません。しかし、人生の時間は有限ですから、時間を車の運転のように上手く乗りこなすことが大切です。

特に、時間を気にするようでは、集中が深まらないので勉強ははかどりません。時間を味方につけ、時間にとらわれないようにしましょう。

勉強をする時に、時計を見るのをやめましょう。その日にやる勉強量を決め、勉強を始めた時が始めた時、終わった時が終わった時です。毎回、やるべきことが終了しますので、常に心に満足感が蓄積されます。時間を使って、満足感が貯金されるのです。

《ビジョン瞑想フィットネス35：1分は1分?》

時計が主役の時間感覚から、自分が主役の時間感覚に変えましょう。1分経過したと思ったら時計を見てください。初めは、5～10秒ぐらい、平気で狂っています。繰り返しているうちに、時計に合わせなくても時間感覚が自然に出来上がり、どんぴしゃりと時間が合うようになります。

もともと人間は、視交叉上核で体内時間を刻んでいます。生まれてからこの方、体内時間を客観時間に合わせることばかりをしてきました。これからは反対に、客観時間を体内時間に合わせるようにしましょう。時間が、自分のものになります。

勉強想像力編

潜在意識が活性化する、楽しく勉強する技術

子どもたちは天才です。常に、想像力豊かに楽しみながら生活しています。大人になり楽しくなくなった人は、想像力が萎えてきたからです。

赤ん坊から幼児期にかけて、脳は目覚ましい発達を遂げます。好奇心旺盛で、教えなくても遊びながら、想像力豊かに楽しくどんなことでも学び取ってしまいます。100％潜在意識だけで動いています。スゴイ学習能力です。この力を取り戻しましょう。

想像力を使って、実際に潜在意識を動かし思い通りの結果を出す方法を体得しましょう。

そのためには、楽しく脳と潜在意識が勉強する技術を身につけましょう。

あなたは、何が好きですか？　何をしている時が一番楽しいですか？

昔から、「好きこそものの上手なれ」と言います。好きなことをしていると、どんなことでも自然に上手になるということです。勉強も同じです。

野球が好きで、朝から晩まで野球漬けで、将来は、阪神の4番打者になりたいと言っていた子が成長し、今では、在京セ・リーグの4番打者になり日本シリーズでも優勝するようになっています。

好きなことに全力投球していると、想像力がかきたてられ脳と潜在意識に潜む無限の可能性が開花し、気づくと、びっくりするような高みに昇っているものです。

あのスティーブ・ジョブズさんも、想像力をフルに発揮し、潜在意識の中に眠る無限の可能性を引出し大成功を収めた一人です。「Stay hungry! Stay foolish!」です。パソコンが好きで、楽しくて仕方がなかったのでしょう。

また、好きなことは、やる気を引き出します。そして、やる気は子供の遊び心の中にあります。

子どもには枠がありません。だからワクワクしながら自由な発想をするのです。輪ゴム一つで5～10種類の遊びを考えます。試しに、何種類考えられるかやってみてください。10種類考えられれば、子どもに近い好奇心があります。枠を外す楽しみ、おわかりでしょうか？

《ビジョン瞑想フィットネス36：子どもの遊び心を取り戻す＝潜在意識の活性化》

なかなか、想像力豊かな子どもに戻れない人のために、感覚遮断の実験をお勧めします。

誰もいないところで部屋を暗くし、目にはアイマスク・耳には耳栓・鼻に軽く綿を詰め・口はテープ（粘着力が弱いもの）で閉じます。これで準備完了です。

ハイハイをして、手でいろんなものを触ります。自分が3歳ぐらいだったころのことを思い出してください。

次第に想像力が働くようになり、記憶が再現されます。楽しくなってきます。自分の中にこんなに〝子ども〟が存在していたのかと驚くほどです。この記憶が脳にわいてくればしめたものです。やる気や好奇心が甦ります。（※ハサミのように先がとがったものなどはあらかじめ片付けておきます）

ビジョン瞑想フィットネス36

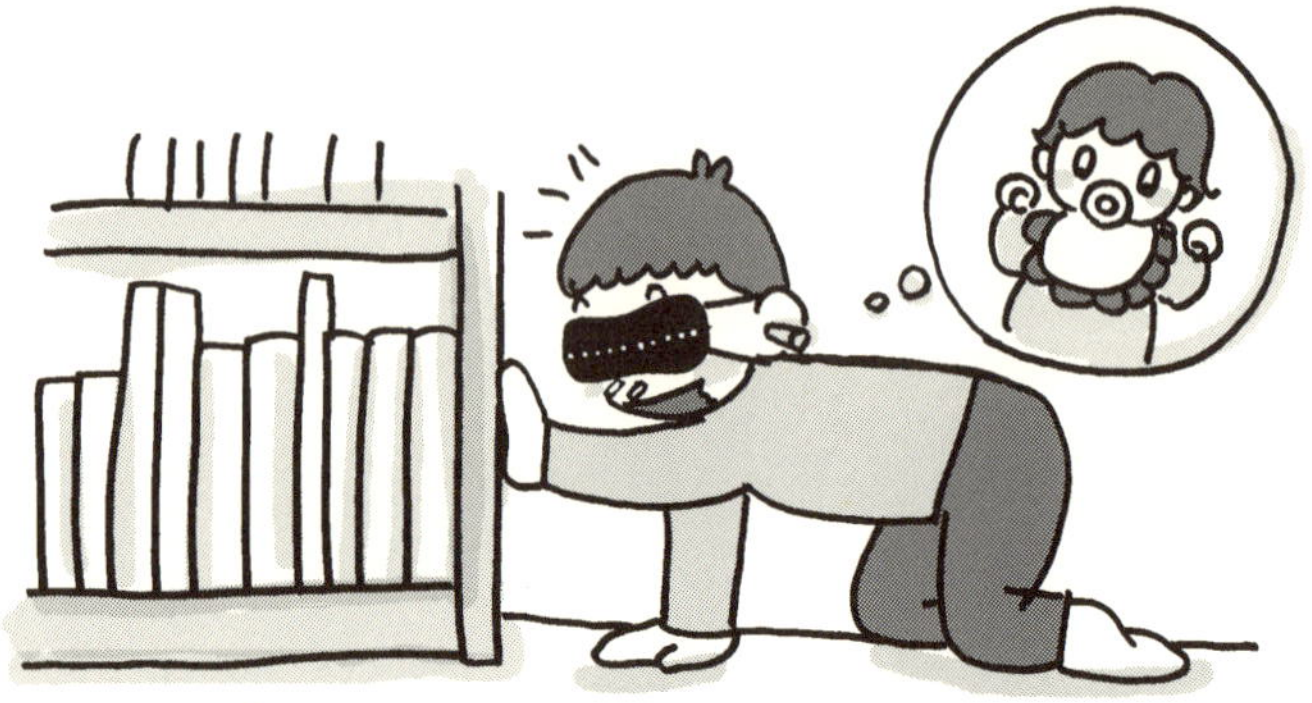

ハイハイをしながら手でいろんなものを触ってみる

いくつになっても、子どものころの記憶は消えないで残っています。特に、楽しかったころの記憶は脳に浮かんできやすいのです。勉強する時は、子どもの遊び心に戻り楽しい気持ちでしましょう。

前頭葉のイメージパワー

梅干しを想像しただけでも唾が出てきます。前頭葉に梅干しを想像するだけで体に変化が現れるのです。そして、想像の力は自由で無限の広がりを持っています。

次に、単なる想像力を超えて、前頭葉でイメージし潜在意識を動かす力をイメージパワーと言います。そして、イメージパワーを引き出すフィットネスを、イメージフィットネスと言います。イメージを前頭葉に映し出し、思い通りの結果につなげる力です。意識で努力するよりはるかに速いスピードで潜在意識はパワーを発揮します。

想像したことに集中すると、その力がイメージパワーとして潜在意識を動かします。そのためには、意識と潜在意識が同じ方向を向いていないと上手くいきません。

例えば、「トップの成績を出す」と考えた（意識した）とします。ところが、気持ちのどこかで無意識的に、「トップの成績が出せるかな？」「トップの成績が出せるわけないな」と考えていたのでは、意識と潜在意識が別の方向を向いていますので、上手く前頭葉にイメージが映し出せません。「トップの成績を出す」と考えたら、間髪を置かず、無意識的にも「トップの成績を出す」と集中してください。想像力に集中力が加わると、前頭葉に映像されるイメージパワーに変わります。

結果を先にイメージして受け取る

今や、スポーツの世界だけでなくあらゆる分野にこの方法は取り入れられています。肉体的にも精神的にも過酷な条件下で仕事をする宇宙飛行士は、シミュレーションという名のイメージフィットネスを取り入れ、数々の成果を上げています。

バルセロナの世界陸上で短距離走の世界記録を樹立したマイケル・ジョンソン選手は、「今日は世界記録が出る」と走る前からわかっていたそうです。結果を先に受け取ってから走っているのです。見事なイメージパワーです。

イメージパワーを身につけるコツは、繰り返しです。暇を見てはイヤにならない程度に繰り返してください。イメージが前頭葉に焼きつき固定化します。その気になってきます。

《ビジョン瞑想フィットネス37：いつでもどこでも繰り返す》

例えば、一番になりたいとします。朝ごはんを食べる前に、「これからご飯を食べると一番になる」とイメージしご飯を食べます。ご飯を食べ終わったら、「一番になった！」と決めつけます。通勤や通学・仕事や勉強・入浴や就寝などの時、必ずやってください。結果が素早く出るようになります。

失敗のイメージを残さず成功につなげる（ピンチはチャンス、チャンスはピンチ）

夢や目標を追い続ける時、失敗はつきものです。初めからすべて成功するわけではないのです。従って、失敗した時に次にどうするかが、成功するかどうかの別れ道になります。

失敗を苦にして落ち込む人が圧倒的に多いのです。間違っています。

成功と失敗の確率の本質を見直す必要があるのです。野球で3割バッターと言えば素晴らしい成績です。でも、10本のうち7本は失敗です。会社の企画でも10～20個のうち上手くいくのは1～2個です。１割に満たないのです。あなたが少々失敗しても、どうと言ったことはないのです。当たり前のことなのです。

大切なことは、失敗から得た教訓を次回に活かすことです。失敗して落ち込む人は、失敗のイメージを前頭葉から消せないでいるだけです。

失敗しても脳に何のダメージもありません。失敗の事実そのものは、脳に悪影響しないのです。

では何がダメージになるのか……。それは、失敗した事実をどのように受け取り考えるかです。「やっちゃった！」と考えると、ダメージが脳に伝わります。ところが、「よかった。失敗のクセがわかり、クセを治せばこれから大成功！」と考えれば、脳は、よかったを受け取ります。ただこれだけのことです。

失敗してピンチに立たされた時こそチャンスなのです。人間は失敗からしか学べないようになっています。成功し続ける人は、世の中にいません。

《ビジョン瞑想フィットネス38：失敗を成功に変える瞑想》

失敗のシミュレーションです。例えば、「リストラされてよかった。これで自分で会社を作って社長になれる」とかです。

「試験に落ちてよかった。もっとよい～だ」

「失恋してよかった。もっとよい～だ」

「離婚してよかった。もっとよい～だ」

「太っていてよかった。飢饉があっても～だ」

「お金がなくてよかった。詐欺に～だ」

生活全般で考えてみると、全てのことがあなたを成功に導いてくれることに気づきます。

《ビジョン瞑想フィットネス39：想像力レッスン》

一つひとつの失敗から学んだことをまとめ、自分なりの成功法則を作り出す力が想像力です。

このフィットネスでは分解した漢字を想像力を使って頭の中で組み立てます。これは、分解漢字を読むことで脳は負荷を感じます。体の筋肉をつける時にバーベルを使い負荷をかけるのと同じように、分解した漢字を頭の中で組み立てることで脳にバーベルを使ったのと同じことにもなります。

さて、何の漢字が書いてあるでしょう。

ビジョン瞑想フィットネス39

1.

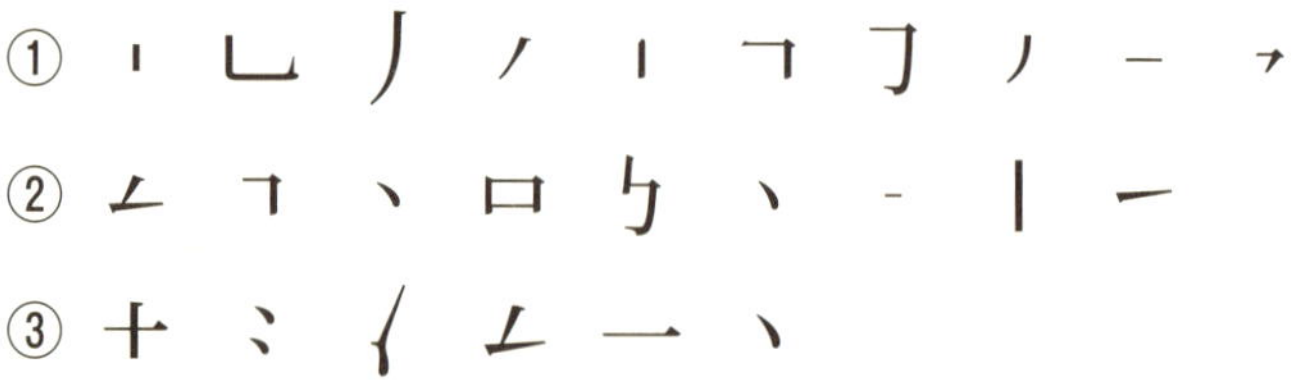

2.

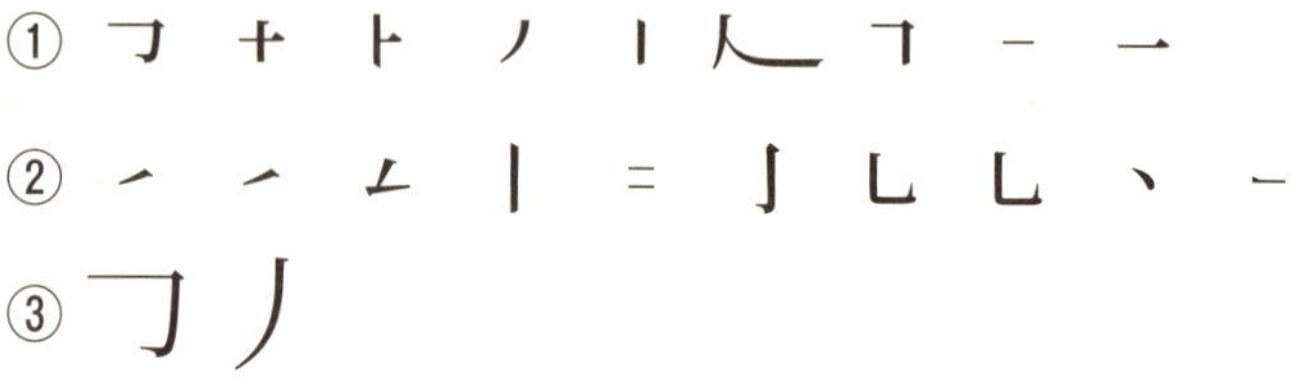

3.

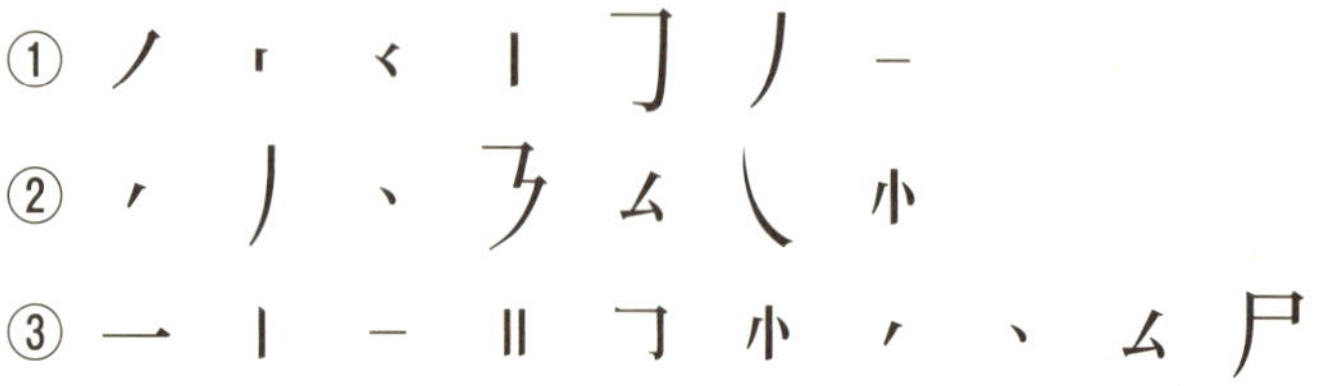

1. ①勉 ②強 ③法　2. ①超 ②能 ③力　3. ①初 ②級 ③編

勉強実践編

雑念を味方にする

人間は、雑念の塊です。雑念が洋服を着て歩いているとも言えます。雑念を追いはらい純粋な気持ちに戻るために滝行をしたり、写経をする人もいます。よほど雑念と道連れなのでしょう。

「見る力」勉強術を実践する時にも、雑念が最大の邪魔をします。これまで様々なビジョン瞑想フィットネスをしてきましたが、その総まとめが、雑念を味方にすることです。

ところが、よく考えてみると雑念をなくすことなどできないことがわかります。「見る力」を使って雑念の本質を見極めると、雑念も集中力・記憶力・想像力などと同じエネルギーであることがわかります。さまよえるエネルギーです。

勉強し始めて、「眠いな」「この勉強法でよいのだろうか?」「試験までに間に合うのだろうか?」「あと1時間しかない」「なかなか覚えられない」など、次から次へと雑念が浮かび上がってきます。

雑念にとらわれて、「なかなか覚えられないなあ」に気が向くと、今度はそこから、「寝不足かな?」「頭が悪いのかなあ?」「脳波とってみようかなあ?」など、無限に雑念ワールドが拡がります。いつの間にか、勉強などそっちのけです。

いい方法があります。雑念もエネルギーですから、これを味方につけるのです。この方法さえ覚えておけば、雑念が多い人ほど勉強力がアップするようになります。

《ビジョン瞑想フィットネス40：瞬間雑念ゼロ瞑想》

勉強をしていて雑念が浮かんだら、その瞬間に、「フッ!」とろうそくの火を消すように息を吐き出し雑念を吹き消し、「勉強だ!」と雑念のエネルギーを勉強のエネルギーに変換します。

それで、雑念がわけばわくほど、勉強力がアップします。雑念が味方になった瞬間です。瞬間的に雑念をゼロにし勉強のエネルギーに変換するのです。

この技術さえマスターすれば、いつでもどこでも勉強ができるようになります。

【著者紹介】

中川和宏　Kazuhiro Nakagawa

1953年広島県生まれ。早稲田大学政経学部卒。ビジョン・フィットネスセンター、集中力塾所長。ボルチモア視力眼科アカデミー研究員。

国際姉妹都市協会の交換留学で渡米し、アメリカのオプトメトリスト（視力眼科医）と交流をもち、行動学派のオプトメトリスト（視力眼科医）の行っているビジョン・セラピーを初めて日本に紹介し注目を浴びる。目と脳の活性化の研究で実践31年。

情報化社会と高齢化社会における日本人の"目"と"脳"を守るために、1981年にビジョン・フィットネスセンターと集中力塾を開設、現在に至る。

中川メソッドとして目と脳の分野をカバーする。目から脳を、脳から目を刺激し目と脳の活性化を図る。

〈目の分野（OUTER VISION）〉

視力再生（近視・乱視・遠視・斜視・弱視・パソコン対策・スポーツ視力トレーニング・老眼の視力再生・近視の合併症対策）と目の健康再生（眼病予防・解消）をその分野とする。

特に視力再生では屈折度数を改善し、眼軸を元に戻す根本療法を施し、視力を再生するフィットネス・メガネ・コンタクトを開発。

スポーツ・ビジョンでは、プロ野球の選手、プロゴルファー、カーレーサー、競艇の選手などの指導例多数。

自らも老眼をストップし現在に至る。

ヨーロッパでは目の医薬品である、北欧産野生種ブルーベリーから摂れる「アントシアニン」が目にいいことを『目がよみがえる驚異のブルーベリー』（日東書院1995年）で初めて日本に紹介し、目に効くサプリとしてブルーベリーブームの火つけ役となる。

〈脳の分野（INNER VISION）〉

脳の活性化を図り、脳の使い方（脳力開発）を実践指導している。

子供から社会人・中高年までの脳力開発で、実績を上げている。

集中力塾プログラム：1．速視・速脳ラクラク「速読術」講座、2．ラクラク「記憶術」講座、3．ラクラク「ダイエット術」講座、4．ラクラク「アイエステ」、5．ラクラク「成績一番」、6．ラクラク「スポーツビジョン」運動神経アップ術、7．ラクラク「ストレス解消法」＝脳のダイエットなど。

特に、子供の成績アップは驚くべき結果を出しており、成績一番が続出している。

ヨーロッパでは、脳血管疾患と心疾患に使われているイチョウ葉エキスを『脳をイキイキ若返らせるイチョウ葉エキス』（双葉社）で脳に効くサプリとして初めて日本に紹介する。

著書として、『一番やさしい視力回復法』（PHP研究所）、『眼の老化は「脳」で止められた！』（青春出版社）、『超集中力術』（日本文芸社）、『右脳刺激で集中力をつける本』（三笠書房）など約30冊。その他、テレビ取材・新聞・雑誌・ラジオ取材多数。

2012年に、『パソコン近視がどんどんよくなる』（青春出版社）、『視力もぐんぐんよくなる速読術』（総合法令出版）、『驚異の老眼回復法』（三笠書房）、『40歳からの視力回復法』（PHP研究所）が出版される。

〒107-0061　東京都港区北青山3-5-14　青山鈴木硝子ビル6階
TEL　03-5770-5286　FAX　03-5770-5282
HPアドレス　http://www.vision-fc.co.jp
Eメールアドレス info@vision-fc.co.jp

視力もぐんぐんよくなる勉強術

―見るだけで成績が上がる―
目と脳のスイッチをオンにする40のフィットネス

2013年5月23日　初版発行

著　者　中川和宏
発行者　野村直克
発行所　総合法令出版株式会社
〒107－0052　東京都港区赤坂1-9-15 日本自転車会館2号館7階
電話　03-3584-9821（代）
振替　00140-0-69059

印刷・製本　中央精版印刷株式会社

落丁・乱丁本はお取替えいたします。

ISBN 978-4-86280-385-0

総合法令出版ホームページ　http://www.horei.com/